LÉSIONS OSSEUSES

DE

L'HOMME PRÉHISTORIQUE

EN FRANCE ET EN ALGÉRIE

PAR

Jules LE BARON

DOCTEUR EN MÉDECINE DE LA FACULTÉ DE PARIS
Membre de la Société d'Anthropologie

PARIS

ALPHONSE DERENNE

52, Boulevard Saint-Michel, 52

1881

LÉSIONS OSSEUSES

DE

L'HOMME PRÉHISTORIQUE

EN FRANCE ET EN ALGÉRIE

LÉSIONS OSSEUSES

DE

L'HOMME PRÉHISTORIQUE

EN FRANCE ET EN ALGÉRIE

PAR

Jules LE BARON

DOCTEUR EN MÉDECINE DE LA FACULTÉ DE PARIS

Membre de la Société d'Anthropologie

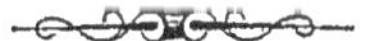

PARIS

ALPHONSE DERENNE

52, Boulevard Saint-Michel, 52

1881

DE

L'HOMME PRÉHISTORIQUE

EN FRANCE ET EN ALGÉRIE

———

AVANT-PROPOS

Pendant que je suivais l'année dernière le cours si intéressant d'anthropologie préhistorique du savant professeur
de Mortillet, je remarquai avec étonnement que cette partie
de la science était muette ou à peu près sur ce qui con-
cerne le squelette et la pathologie des hommes qui ont vécu
avant toute histoire.

Ses habitudes, ses mœurs, son industrie ont été l'objet
de longues et laborieuses recherches, d'ailleurs couronnées
de succès. Mais c'est à peine si l'on a étudié l'homme lui-
même, son squelette physiologique ou pathologique.

La conformation de son crâne a presque seule fixé l'attention et d'autant plus que son origine paraissait plus ancienne.

Le reste de ses os a, pour ainsi dire, passé inaperçu.
On a bien décrit des tibias platycnémiques, des cavités olé-

crâniennes perforés, des péronés et des fémurs à colonne, mais c'est là bien peu de chose en comparaison de ce qui reste à faire.

La pathologie préhistorique est encore plus pauvre en données, car, à l'exception des recherches si curieuses de Broca sur les crânes trépanés des troglodytes de la Vézère, et de quelques leçons du professeur Parrot sur la syphilis préhistorique, c'est en vain que l'on chercherait dans les auteurs quelques renseignements sur ce sujet.

M. de Nadaillac et plusieurs autres ont bien signalé des cas isolés, tels qu'une flèche en silex implantée dans un os et recouverte d'ostéophytes, une autre flèche enfoncée dans la partie antérieure du corps d'une vertèbre et ayant dû en-entraîner la mort par péritonite ou par hémorrhagie, une fracture du col du fémur bien consolidée, mais tous ces faits faciles à compter sont disséminés. Pour les connaître il faudrait passer de longues heures en recherches souvent infructueuses, alors que quelques minutes suffiraient pour en prendre connaissance.

Pourquoi cette disette de renseignements ? Ne serait-il donc pas intéressant de savoir à quels genres d'affections étaient exposés nos aïeux les plus reculés, et si ces hommes aux mœurs si différentes des nôtres n'étaient pas par cela même plus exposés que nous à certaines maladies ? L'intérêt tout le monde le comprend, mais il semble qu'un voile impénétrable doive pour toujours recouvrir ce point de la science.

Les difficultés de l'entreprise paraissent insurmontables et c'est, sans doute, pour cette raison, qu'aucune étude dans ce sens n'a été faite jusqu'ici.

J'ose dire cependant que des recherches soutenues nous permettraient de reconnaître non-seulement les lésions du squelette, lésions aussi durables que le squelette lui-même, mais encore un certain nombre de lésions des parties molles. Ne voyons-nous pas, en effet, tous les jours certaines affections des tissus mous retentir sur les os. La teigne, les ulcérations du cuir chevelu n'ont-elles pas quelquefois un fâcheux effet sur le crâne ? Les ulcères variqueux ne sont-ils pas fréquemment l'occasion d'hyperostose et autres lésions des os de la jambe ? Il suffit pour s'en convaincre de jeter un coup d'œil sur les belles collections du musée Dupuytren. On peut donc, par déduction, arriver à reconstituer sinon toute, au moins une partie de la pathologie préhistorique. Il suffirait pour cela de rechercher le plus grand nombre d'os préhistoriques et de les étudier avec soin. Malheureusement combien de ces précieux restes sont délaissés par les fouilleurs qui n'en comprennent pas l'importance, et ne s'estiment heureux que lorsqu'ils rapportent quelques objets d'industrie.

C'est en me basant sur ces faits que j'ai cru pouvoir arriver à reconnaître quelques unes des maladies dont nos premiers aïeux ont été affligés.

Cependant ma tâche se montrait encore hérissée de tant de difficultés, que je ne voulus pas entreprendre ce travail sans m'en ouvrir à de savants anthropologistes.

Ce n'est qu'après avoir reçu les encouragements des professeurs de Mortillet et Topinard, du docteur Magitot et de mon ancien maître le Dr Farges, ex-directeur de l'école d'Angers, que je crus devoir entreprendre les recherches dont je vais essayer de vous faire part.

Avant d'exposer les résultats de plusieurs mois de travail, qu'il me soit permis de me mettre sous l'égide des savants dont je viens de prononcer le nom. Il m'aurait fallu toute leur compétence pour traiter ce sujet bien au-dessus de mes forces, mais on voudra, je l'espère, excuser ma témérité en raison des patientes recherches auxquelles j'ai été obligé de me livrer.

Merci d'abord au D\ Topinard pour la bienveillance avec laquelle il a mis à ma disposition les ossements préhistoriques du musée Broca, au D\ Hamy pour l'empressement avec lequel il m'a ouvert les portes de la riche collection du muséum, et au D\ Houël pour l'obligeance avec laquelle il m'a permis de consulter les pièces du musée Dupuytren.

BUT ET DIVISION DU SUJET

Mon but est, comme je l'ai dit plus haut, d'étudier le squelette de l'homme préhistorique, au point de vue des lésions qu'il porte et d'en tirer des conclusions capables de nous éclairer sur sa pathologie et aussi sur ses mœurs.

Qu'on ne s'attende pas toutefois à me voir rechercher les lésions osseuses de tous les hommes préhistoriques, car le préhistorique aussi ancien que le monde s'est perpétué jusqu'à nos jours. Dans ce cas, il me faudrait étudier la pathologie de tous les hommes sans histoire depuis l'apparition de l'espèce humaine sur la terre jusqu'à l'époque actuelle. On verrait alors rangés les uns à côté des autres des hommes ayant vécu des milliers d'années avant Jésus-Christ et des hommes disparus seulement depuis quelques mois. Je me bornerai à étudier les ossements trouvés dans les cavernes, dolmens, tumulus et autres tombeaux très anciens de France et d'Algérie.

Le préhistorique finit en France deux cents ans environ avant l'ère chrétienne et sur le littoral africain quelques centaines d'années plus tôt. Ce sont les ossements antérieurs à ces dates qui feront l'objet de mes recherches.

Le meilleur moyen de faire le diagnostic des lésions osseuses est de les étudier en elles-mêmes, de voir leur aspect, leur configuration. Mais il est une autre source de lumière qu'il ne faut pas négliger, je veux parler de la comparaison des pièces préhistoriques à diagnostic incertain avec les pièces à lésions certaines que l'on rencontre dans les musées pathologiques. Je dois cependant avouer que ce dernier procédé ne m'a pas donné les résultats que j'en avais espérés. Un certain nombre de pièces du musée Broca n'ont pas leurs analogues au musée Dupuytren et rien n'a pu m'éclairer sur leur nature.

Doit-on en conclure que l'homme fossile était atteint de maladies aujourd'hui inconnues? Je ne le crois pas. J'aime mieux penser que ces lésions, d'ailleurs peu considérables, sont passées inaperçues sur le vivant ou ont été négligées pour d'autres beaucoup plus importantes.

Toutes les lésions préhistoriques peuvent être rangées en deux grandes classes: les unes mécaniques, les autres spontanées.

CHAPITRE I

LÉSIONS MÉCANIQUES.

Elles sont les plus nombreuses, et pour mettre de l'ordre dans leur exposition, je les diviserai en deux catégories bien distinctes : les unes faites après la mort ou posthumes, les autres faites pendant la vie.

§ 1. — Lésions posthumes.

Peut-être m'objectera-t-on en voyant le titre de ce paragraphe que l'étude des lésions posthumes est ici superflue et hors de propos. Qu'on se détrompe ! Car le diagnostic des lésions qui ont atteint l'homme vivant d'avec celles qui ont atteint l'homme mort n'est pas toujours facile. Il ne suffit pas de regarder un os qui a séjourné des milliers d'années dans le sol, et qui porte des lésions multiples, pour reconnaître au premier coup d'œil les lésions dont l'homme a souffert de celles qui n'ont frappé que son cadavre. C'est là une difficulté toujours considérable et le diagnostic devient quelquefois impossible.

Je n'ai nulle intention de relater tous les cas de lésions *post mortem*, ce serait là un travail aussi long qu'inutile. Je jetterai seulement sur elles un coup d'œil rapide, afin de prévenir ceux qui voudraient poursuivre ce genre d'études contre une source d'erreurs.

Pour la clarté du sujet, je diviserai les lésions mécaniques posthumes en posthumes récentes et en posthumes anciennes.

1° LÉSIONS POSTHUMES RÉCENTES.

J'entends par ces mots les lésions faites au moment de l'exhumation ou après.

Il faut avoir pratiqué soi-même des fouilles dans les anciens tombeaux qu'on appelle dolmens, pour savoir quel degré de fragilité atteignent quelquefois les os préhistoriques. Malgré la plus grande patience et les plus grandes précautions il est impossible, dans certains cas, de n'en pas briser quelques-uns. Les marques des pioches et autres outils ne sont donc pas rares.

Il suffit pour les reconnaître de constater la cassure fraîche et de couleur différente du reste de l'os. La partie récemment fracturée n'a pas la couleur terne que présentent les surfaces depuis longtemps en contact avec le sol. Elles manquent de ce que l'on pourrait appeler la patine, par analogie avec cette patine qui permet de reconnaître un instrument en silex ancien d'un autre nouvellement fabriqué.

Il semblera peut-être puéril à quelques-uns de signaler un fait aussi simple. Si je le fais, c'est que j'ai vu un savant des plus connus commettre cette erreur. Il montrait à la Société d'anthropologie un crâne présentant une perforation récente et il attribuait cette lésion à un coup dont la personne serait morte.

Avec un peu d'attention on évitera facilement cette erreur.

Ce que je viens de dire des lésions faites pendant l'exhumation, peut s'appliquer aux lésions résultant soit du transport, soit de l'examen un peu brutal des os.

2° LÉSIONS POSTHUMES ANCIENNES

J'appelle ainsi les lésions postérieures au moment de la mort et antérieures à l'exhumation.

Qu'on me pardonne ces longueurs, elles sont absolument indispensables pour l'étude du diagnostic différentiel entre les lésions qui ont frappé l'homme vivant et celles qui ont frappé l'homme mort.

Les os de l'homme préhistorique ont eu à souffrir de mille influences diverses. Quelques-uns ont immédiatement après la mort subi l'atteinte de l'homme lui-même. D'autres qui n'étaient pas enfouis ont été attaqués par les animaux. La plupart ont souffert lorsqu'ils étaient enterrés, soit de la pression de la terre elle-même, soit de l'action des eaux ou des racines des plantes.

Les premiers habitants des Gaules ont souvent brisé les os de leurs semblables pour en avoir la moelle. Ceci dénote des habitudes de cannibalisme qu'il est bien difficile de nier.

On a trouvé, en effet, des os longs fracturés d'une façon particulière qui permet de dire qu'ils l'ont été intentionnellement. De plus, ils gisent pêle-mêle au milieu d'os d'animaux, ruminants ou carnassiers, fendus ou cassés d'une façon identique. Enfin, ces os sont quelquefois carbonisés.

Les ossements trouvés par l'abbé Pouech et M. Regnault, dans la grotte de Montesquieu-Avantès, près Saint-Girons, présentent ces caractères.

M. Lepic, dans la grotte de la Grande-Barme, en Savoie, MM. Filhol et Garrigou, dans les Pyrénées, ont trouvé des os semblables.

A Villeneuve-Saint-Georges, près Paris, à Bruniquel et à Gourdan dans la Haute-Garonne, dans la grotte de Lourdes et dans plusieurs autres stations, on a constaté les mêmes faits.

En fouillant la collection des os préhistoriques du musée Broca, j'ai moi-même découvert un péroné qui porte une entaille que j'attribue à un instrument en silex manié par l'homme. Le péroné dont il s'agit a été trouvé par M. Prunières dans un des dolmens de la Lozère. J'ai eu l'honneur de le présenter en mars de cette année à la Société d'anthropologie et j'ai essayé de montrer que les caractères de cette entaille ne ressemblaient en rien aux entailles faites par les dents des rongeurs avec lesquelles on pourrait les confondre.

C'est l'extrémité supérieure du bord antérieur du péroné qui porte l'échancrure. Elle est creusée en arc de cercle d'une façon bien régulière. Sa longueur est de 17 millim., sa largeur de 4 et sa profondeur de 3. Par sa partie inférieure elle se continue avec une autre perte de substance rectiligne et superficielle, qui est plutôt une éraflure qu'une incision.

L'échancrure présente sur sa surface deux genres de stries, les unes très apparentes et perpendiculaires à la direction générale de l'os, les autres parallèles à cette même direction et moins visibles.

La pathologie osseuse n'offre rien de semblable et il faut immédiatement rejeter la possibilité d'une lésion spontanée.

Ce n'est pas non plus le résultat d'un coup de hache, car un pareil instrument n'aurait pu dans son mouvement décrire un arc de cercle à diamètre aussi petit ; enfin il n'aurait pas produit de stries perpendiculaires à la longueur de l'os.

Restent deux hypothèses pour expliquer cette échancrure : elle est due à la dent de quelque rongeur, ou à un couteau en silex manié par l'homme.

Plusieurs raisons me font éloigner la première hypothèse. Les traces laissées sur les os par la dent des rongeurs se présentent, en effet, avec des caractères différents de ceux que l'on retrouve sur ce péroné.

La collection préhistorique du musée Broca renferme quatre os érodés par des rongeurs. Trois d'entre eux, une côte, un fémur et un cubitus offrent des caractères très nets, qu'on peut retrouver avec un peu d'attention sur presque tous les os rongés. C'est ainsi que j'ai pu les constater sur soixante-trois os ou fragments d'os que j'ai retirés au mois d'avril dernier d'un dolmen de l'Anjou et sur un tibia provenant d'un autre dolmen que j'ai fouillé en septembre 1880 dans la même région.

Ces caractères sont au nombre de quatre :

1° Il existe deux sortes de traces : des stries plus ou moins longues, plus ou moins profondes et des empreintes ponctiformes.

2° Ces empreintes et ces stries sont presque toujours

situées au voisinage d'un bord et sur les deux faces de l'os qui constituent ce bord ;

3° Elles sont rarement sur le milieu d'une face ;

4° Elles sont presque toujours obliques à la direction générale de l'os.

Examinons un peu en détail la raison de ces différents caractères.

A. — Il existe deux sortes de traces.

Les stries sont dues aux dents de la mâchoire inférieure qui, par des mouvements de va et vient, entame l'os et détermine des sillons le plus souvent parallèles.

Les empreintes ponctiformes sont celles des dents de la mâchoire supérieure, immobiles pour maintenir l'os pendant que manœuvrent les dents de la mâchoire inférieure.

Il existe encore au fond des stries principales une autre strie qu'on s'explique très-bien quand on considère l'échancrure que portent sur leur bord libre les dents des rongeurs.

B. — Ces empreintes sont presque toujours situées au voisinage d'un bord et sur les deux faces de l'os qui constituent le bord.

En effet, quand un rongeur attaque un os, il cherche une partie saillante, qu'il puisse introduire dans sa bouche alors que ses dents sont appliquées les unes d'un côté de cette saillie, les autres du côté opposé. Celle-ci est presque toujours un bord de l'os et les dents s'appliquent sur les deux faces qui contribuent à les former.

C. — Les stries sont rarement sur le milieu d'une face.

En effet, comment les dents pourraient-elles attaquer une face lisse et compacte comme les surfaces osseuses. Elles glisseraient et se rejoindraient sans avoir rien saisi.

Disons cependant que l'on rencontre quelquefois des stries sur les surfaces osseuses planes. Dans ce cas il faut supposer que l'os était ramolli quand il a été attaqué. Ces stries se montrent alors par groupes isolés et composés d'une multitude de petits sillons courbes, qui rayonnent autour d'un centre et forment comme une espèce de rose.

D. — Enfin les stries sont obliques par rapport à la direction générale de l'os.

Ceci s'explique facilement. En effet, s'il n'est pas impossible qu'un animal qui ronge un os se place dans une direction absolument perpendiculaire à cet os, et, par suite, lui fasse des entailles perpendiculaires, il doit être bien plus fréquent de voir cet animal prendre une direction oblique et conséquemment faire des stries obliques. D'ailleurs si le hasard voulait qu'il fût dans une direction perpendiculaire à l'os, il ne conserverait pas longtemps cette position, car avec la patte dont il se sert pour maintenir l'os il le ferait vite varier de sa position primitive et le rendrait oblique.

Cette digression, un peu longue peut-être, était nécessaire pour bien prouver que l'échancrure dont il est ici question n'est pas due à la dent des rongeurs, et qu'il est toujours facile de distinguer les traces dues à ces animaux de celles qui reconnaissent d'autres causes et en particulier l'action des couteaux en silex.

La lésion du péroné que j'étudie présente bien des stries, mais, au lieu d'être obliques, elles sont perpendiculaires à la direction générale de l'os.

De plus comment expliquer les autres stries parallèles à

cette même direction, et l'absence d'empreintes ponctiformes?

Enfin pour comprendre une courbe aussi régulière, il faudrait supposer que les efforts de l'animal eussent été progressivement croissants depuis une des extrémités de l'échancrure jusqu'à sa partie la plus profonde pour diminuer ensuite dans une proportion inverse. C'est invraisemblable.

Si l'on admet, au contraire, que cette entaille est due à la main d'un troglodyte armée d'un silex, tout s'explique.

On comprend très-bien qu'il ait pu graduer ses efforts de façon à faire cette courbe régulière.

Les stries transversales ont également leur explication. L'instrument primitif dont il se servait entamait une substance compacte et résistante. Il s'arrêtait fréquemment et à chaque temps d'arrêt du couteau correspondait une strie.

Les stries longitudinales ont aussi leur interprétation facile. Elles proviennent de ce que l'instrument qui attaquait la substance osseuse n'avait pas un tranchant irréprochable. Il avait des dents qui ont laissé leurs traces et ces traces sont précisément les stries longitudinales. J'ose dire cependant que le couteau en silex était assez parfait, parce que ces stries sont rares et peu profondes.

Dans quel but cette échancrure a-t-elle été faite?

Est-ce dans le but de fabriquer quelque instrument utile ou dans un but artistique? Rien ne le prouve.

L'hypothèse la plus probable est qu'un homme a essayé de fendre cet os, afin d'en avoir la moelle, sans pouvoir y réussir.

Ce péroné ne serait pas d'ailleurs le seul os qui porterait la trace d'un acte de cannibalisme.

J'ai signalé plus haut quelques localités où des os humains ont été trouvés pêle-mêle au milieu d'autres débris de cuisine.

Mais l'homme préhistorique n'était pas seulement anthropophage, il se parait encore des dépouilles de ses semblables.

J'ai trouvé dans la collection du musée Broca cinq métatarsiens percés de trous qui servaient à les enfiler pour en faire un collier. Trois sont percés au niveau de leur tête et deux au niveau de l'articulation tarso-métatarsienne. Ces ossements proviennent du dolmen de l'Etang-la-Ville (Seine-et-Oise).

On a encore signalé une omoplate, un fragment de péroné, un rocher humain qui étaient percés de trous et servaient d'ornements. Les rochers de chevaux étaient bien plus souvent employés par l'homme préhistorique pour cet usage.

L'homme primitif travaillait aussi les os de ses semblables dans un but artistique. C'est ainsi que l'on peut voir au musée Broca une omoplate sculptée en forme d'oiseau.

Il s'en servait également comme objets d'utilité. M. de Madaillac cite dans son ouvrage intitulé *Les premiers hommes* un péroné taillé en poinçon.

La superstition se mêlant à toutes ces pratiques barbares, le troglodyte portait au cou une sorte d'amulettes sacrées, rondelles osseuses prises sur des crânes.

A l'occasion de ces amulettes qu'on me permette de parler des trépanations préhistoriques. Bien que dans ce chapitre il ne soit question que des lésions *post mortem*, les quelques mots que j'en dirai sont indispensables pour comprendre ce qu'étaient ces amulettes.

La trépanation est une des lésions les plus remarquables que l'on rencontre sur les os préhistoriques. Signalée pour la première fois, en 1868, par le D' Prunières, de Marvejols, sur des crânes provenant des dolmens de la Lozère, elle a été bien étudiée par notre regretté maître le professeur Broca.

Il y avait deux sortes de trépanations : des trépanations faites sur l'homme vivant et des trépanations faites sur l'homme mort.

Dans quel but se pratiquaient les trépanations sur le vivant?

C'était, dit Broca, dans le but de guérir les convulsions de toute espèce. On attribuait ces convulsions à la présence d'un esprit malin dans le cerveau et l'on voulait ainsi lui ouvrir une porte de sortie. Cette idée qui consiste à attribuer les convulsions à quelque mauvais démon existe encore aujourd'hui chez beaucoup de sauvages. D'ailleurs n'a-t-on pas de tout temps désigné les maladies convulsives sous les noms de maladies sacrées, de mal d'en haut, le haut mal?

On a dit aussi que ces trépanations étaient une sorte de consécration religieuse et que ceux qui survivaient à l'opération étaient regardés comme des hommes supérieurs et divins. Un anthropologiste des plus instruits va même jusqu'à regarder la tonsure de nos prêtres comme la continuation de cette pratique, modifiée par le temps et la civilisation. Je crois que c'est aller un peu loin.

J'aime mieux la première explication, tout en admettant la seconde comme une conséquence de la première.

Un individu avait des convulsions, on le trépanait. Guérissait-il, il devenait un homme extraordinaire. On l'entourait de respect et de vénération.

C'est surtout les enfants que l'on soumettait à ce genre d'opération ; cela s'explique très-bien, car chez eux les convulsions sont plus fréquentes que chez les adultes.

Enfin n'a-t-on pas quelquefois trépané dans le but de débarrasser un malade d'une tumeur, d'un ulcère, d'une affection quelconque du crâne ou du cuir chevelu ? Cette hypothèse n'a rien que de vraisemblable.

La forme, le siège et les dimensions des trépanations faites sur le vivant varient peu.

Leur forme est le plus souvent elliptique. Il faut dire toutefois qu'on en trouve d'aspects différents.

Les bords de l'ouverture sont taillés en biseau aux dépens de la face externe de l'os. Cette particularité s'explique très-bien si l'on considère que ces opérations se faisaient avec des grattoirs en silex et par râclage de l'os. Broca a fait en quatre minutes sur un enfant mort et sur un chien vivant de semblables opérations au moyen d'un morceau de verre et d'un silex préhistorique.

Il put très-facilement respecter la dure-mère et le chien guérit en quelques jours sans la moindre fièvre. Il mourut plus tard de la maladie des chiens, et Broca vit que les traces de l'opération étaient tout à fait semblables à celles que l'on constate sur les crânes des dolmens.

Le siège le plus ordinaire de ces trépanations est l'un ou l'autre pariétal. On en a cependant signalé sur le frontal et

Le Baron

le temporal. Moi-même j'en ai rencontré une sur l'occipital d'un crâne de Vauréal que l'on peut voir au musée de l'école d'anthropologie. Elles ne respectent pas toujours les sutures ; elles les entament fréquemment.

Leurs dimensions varient beaucoup. Le plus souvent, elles sont grandes comme une pièce de cinq francs, mais quelquefois la perte de substance est bien plus considérable. Ainsi, il existe au muséum d'histoire naturelle une tête provenant de la grotte de Nogent-les-Vierges, qui porte une trépanation d'une grandeur remarquable. Elle intéresse presque toute la moitié inférieure du pariétal gauche. On regarde cette ouverture comme une trépanation, mais je crois ce diagnostic un peu hasardé. Ne serait-elle pas plutôt le résultat d'un coup porté avec un instrument tranchant ?

L'habitude des trépanations ne s'est pas perpétuée pendant toute la durée des temps préhistoriques. On la rencontre principalement à l'époque néolithique. Peut-être trépanait-on encore au commencement de l'âge du bronze, mais plus tard cette opération disparaît presque complètement. La rareté des crânes trépanés aux époques qui ont suivi l'âge de pierre tient peut-être aussi à ce que à ces époques les sépultures par incinération devinrent très-fréquentes.

L'homme primitif ne se contentait pas de trépaner les vivants, il trépanait aussi les morts. Dans ce cas le but et le procédé opératoire étaient différents.

Fait intéressant, il trépanait seulement les morts qui pendant leur vie avaient subi l'opération par le râclage.

C'est avec un couteau ou une scie, et non plus avec un grattoir, que l'on opérait. Par suite, les bords des trépanations posthumes sont droits, nets et non taillés en biseau. De plus ils ne sont jamais cicatrisés.

Les trépanations *post mortem* intéressent toujours une partie du bord de la trépanation ancienne. Des rondelles sont détachées sur ce bord et chacune d'elles en retient une partie.

Celui-ci toutefois n'est jamais enlevé en entier ; l'opérateur avait soin d'en laisser une minime portion afin que le défunt arrivât dans l'autre vie avec cette marque de consécration.

Les fragments ainsi enlevés portent le nom de rondelles à cause de leur forme généralement arrondie. Quelques unes cependant ont une configuration différente. Ainsi dans la séance de la Société d'anthropologie, le 5 mars 1874, Broca en présenta une qui était trapézoïde. Elle mesurait 4 centimètres de long sur 4 de large. M. de Baye en a découvert une elliptique dans une grotte artificielle de Baye (Marne). M. Prunières en a trouvé une triangulaire et large environ de 15 millimètres. Le dolmen de l'Aumède (Lorèze) lui en a donné une autre qui est rectangulaire.

Leurs dimensions, comme on le voit par les chiffres précédents, sont aussi variables que leur forme, mais le plus souvent elles ont la grandeur d'une pièce de cinq francs.

Elles servaient soit d'amulettes pour les vivants, soit de passe-port, de viatique pour les morts.

Elles sont percées d'un ou de plusieurs trous qui servaient à les suspendre. Le plus souvent elles en ont deux. Quelques-unes n'en ont pas du tout. On croit que ces dernières étaient portées dans des sachets attachés au cou par un cordon.

La rondelle trapézoïde dont j'ai parlé plus haut avait un mode de suspension particulier. Sur deux des côtés elle porte une entaille qui se continue sur chaque face par un sillon marquant la place du lien suspenseur.

Le plus souvent les bords de ces rondelles ne sont ni polis, ni taillés en biseau, excepté dans la partie qui correspondait à l'ancienne trépanation. Quelquefois ils gardent des traces de la scie qui a servi à les détacher.

Celui qui les avait au cou leur attribuait, sans doute, quelques propriétés merveilleuses. Peut-être croyait-il par là se préserver du mal qui avait nécessité une trépanation chez le défunt dont il portait la dépouille.

Les rondelles qui ne servaient pas d'amulettes ont été trouvés dans les crânes des morts et l'on pense qu'elles étaient pour ainsi dire, l'obole qui leur permettait de passer le Styx. Je dois dire cependant que plusieurs savants, et particulièrement M. de Mortillet, ne croient pas beaucoup à cette introduction de rondelles dans les crânes. Ils voient là le fait d'un transport accidentel. Ils l'expliquent soit par le mouvement des terres, soit par la présence dans les sépultures d'animaux qui auraient bouleversé les ossements. Ils font aussi remarquer que l'on a trouvé dans les crânes des parties du squelette autres que des amulettes, par exemple des os du pied et de la main. Ils attribuent ces faits à une cause toute fortuite et nullement intentionnelle.

Nous voyons par cet exposé que les os préhistoriques

peuvent porter des altérations multiples dues à la main de l'homme.

Les animaux ne les ont pas épargnés davantage. Les rongeurs surtout se sont acharnés après eux. Il faut bien se garder de prendre les stries qu'ils ont faites pour les traces d'un couteau en silex ou d'une pointe de flèche. J'en ai donné plus haut les caractères, je n'y reviendrai pas.

Les racines des plantes laissent aussi fréquemment leur empreinte sur les os qu'elles touchent. Ces marques sont linéaires, contournées et entrecroisées. Larges et profondes de quelques millimètres elles ressemblent tellement à des traces de vers qu'on les a tout d'abord attribuées aux annélides. Mais on sait aujourd'hui qu'elles sont dues aux racines des plantes qui ont la propriété de dissoudre et d'absorber le carbonate de chaux. Un bel exemple de cette action se voit sur un crâne de la grotte de Vichel-Nanteuil (Aisne) actuellement au musée Broca. L'altération est plus large et plus profonde que celles que l'on rencontre habituellement. Elle siège sur le frontal. Sa forme serpigineuse rappelle les lésions des os syphilitiques, mais il suffit d'y regarder un peu plus attentivement pour reconnaître que telle n'est pas l'origine de cette altération.

Je mentionnerai enfin pour être complet les innombrables fractures et érosions posthumes dues à l'action combinée des eaux et de la pesanteur des terres, et aux actions chimiques. L'humidité ramollit les squelettes et la moindre pression suffit pour les briser. Ces lésions sont innombrables et si faciles à reconnaître que je n'insiste pas.

Maintenant que nous avons étudié les lésions mécaniques posthumes, voyons les lésions mécaniques faites sur le vivant.

§ 2. — **Lésions mécaniques ayant frappé l'homme vivant.**

Ces lésions sont nombreuses et portent sur toutes les parties du squelette.

Je les diviserai en lésions dues à des armes de guerre et en lésions provenant d'un accident quelconque, comme un éboulement de terrain, une chute malheureuse. Enfin je signalerai les quelques cas de trépanation que j'ai rencontrés.

I. — Lésions par armes de guerre.

Comme tous les peuples primitifs les premiers habitants des Gaules se sont servis soit pour se défendre, soit pour attaquer, de casse-têtes, de massues, de frondes armées de pierres, de flèches, de haches, etc. Les blessures varient comme les instruments, et il faut s'attendre à en rencontrer d'aspects très-différents.

Le Dr Prunières a signalé plusieurs cas de blessures des os par des pointes de flèches. Il présentait encore dans l'une des dernières séances de la Société d'anthropologie, par l'intermédiaire de M. de Nadaillac, une série de photographies montrant des vertèbres et autres os blessés par des flèches qui étaient restées en place. Il dit qu'un travail de réparation très-marqué existe au niveau des points malades. Il ne nous a pas été possible de le constater sur des photographies, mais la compétence de M. Prunières en pareil cas ne nous permet pas d'en douter. Les sujets atteints ont donc survécu au moins quelque temps, à leurs blessures.

M. de Baye dans les grottes de la vallée du Petit-Morin, M. Ollier de Marichard dans les cavernes du Vivarais et plusieurs autres fouilleurs dans différents endroits, ont également rencontré des os atteints par des flèches ou autres armes.

M. de Nadaillac donne dans son livre une gravure représentant un tibia percé par une flèche en silex qui s'y est fixée, et qu'une ostéophyte volumineuse est venue recouvrir.

Avant d'exposer le résultat de mes observations personnelles, je dois dire à quels signes on reconnaîtra qu'une blessure osseuse a atteint l'homme vivant.

Le signe le plus précieux est la cicatrisation complète ou commencée de la partie atteinte. S'il existe des traces d'ostéite le sujet a survécu à sa blessure. L'embarras est nul dans ce cas.

Mais comment distinguer une lésion qui a occasionné une mort immédiate d'avec une autre due à la pression des terres ou à une ancienne exhumation? La difficulté est plus grande, car dans l'un et l'autre cas la partie lésée a pris une teinte terreuse et il n'y a pas trace de réparation.

On conçoit, en effet, que si l'on fouille une sépulture déjà violée, on trouvera les os pêle mêle et en mauvais état. Ils auront été brisés par les premiers chercheurs et les surfaces cassées auront, après leur nouvel enfouissement, pris l'aspect terne du reste de l'os. Il s'agit alors de distinguer ces lésions *post mortem*, faites depuis longtemps.

Le plus souvent on peut arriver à faire le diagnostic, surtout si la lésion est une fracture du crâne.

Considérons l'état de mollesse et de fragilité dans lequel se trouvent les os depuis longtemps enterrés et nous comprendrons qu'un instrument quelconque, un pic par exemple, s'y enfoncera directement et sans peine. Il se frayera dans la substance osseuse un passage sans faire éclater les parties environnantes. Il en résultera un simple trou ayant une forme variable suivant l'instrument et les esquilles feront défaut. Enfin la direction de la blessure sera souvent oblique par rapport à la surface osseuse atteinte, tandis que ce caractère est bien plus rare sur les os frappés pendant la vie.

Si, au contraire, la lésion a porté sur un os vivant ses contours seront irréguliers et mal délimités. De plus on verra des fractures irradiées partir du point où le choc aura porté. Enfin il y aura souvent des esquilles, à moins qu'elles n'aient été perdues. Tout ceci s'explique sans difficulté, car l'os vivant ne cède pas immédiatement sous le choc. Il résiste et la violence se trouve en partie transmise aux points voisins qu'elle fait éclater.

Il ne sera pas non plus inutile, s'il s'agit d'une fracture du crâne, de regarder si la lésion siège au niveau d'un vaisseau important, tel qu'un sinus ou une artère méningée. Dans ce cas on comprend que la mort a dû être rapide et que la réparation n'ait pu se faire.

Il est donc possible de savoir si une blessure qui ne présente aucune trace d'ostéite a porté sur un sujet vivant ou sur un sujet mort. Disons toutefois qu'entre les types bien tranchés, il est des intermédiaires souvent embarrassants. Il ne faut pas alors être trop affirmatif et savoir attendre de nouveaux éléments de diagnostic.

Nous allons maintenant passer en revue les pièces des collections du muséum et de l'école d'anthropologie, qui portent des lésions dues à des armes de guerre.

1. *Tête de la femme de Cro-Magnon*
(Muséum)

Cette tête, qui a été l'objet de l'attention de Nélaton et de Broca, porte une lésion des plus intéressantes au niveau de la bosse frontale droite. Elle intéresse toute l'épaisseur de la voûte crânienne. C'est une perforation elliptique à bords très-nets et perpendiculaires à la surface de l'os. La table interne a éclaté et s'est détachée sur le pourtour de l'ouverture, comme cela arrive toujours dans les enfoncements du crâne.

La longueur de la blessure est de 29 millimètres et sa plus grande largeur de 8 millimètres.

Les bords de l'ouverture présentent sur la face interne du crâne des traces non douteuses d'ostéite. D'après Nélaton la femme de Cro-Magnon a survécu de 12 à 15 jours à cette effrayante blessure.

Les bords nets de la perforation s'expliquent par la violence du coup qui l'a produite. Broca l'attribuait à un coup de hache en pierre. Je me range complètement à cette opinion à cause de la forme et des dimensions de la perte dé substance. Disons toutefois que la hache devait être assez petite.

2. *Tête de l'homme de Cro-Magnon.*
(Muséum)

Au-dessus du sinus frontal droit on constate une dépression circulaire de 37 millimètres de diamètre, et de 4 à 6 milimètres de profondeur. Le fond est rugueux, légèrement mamelonnée, mais cette apparence n'a rien de pathologique. Elle est due aux concrétions calcaires, qui recouvrent la plus grande partie du crâne et cet endroit en particulier. Sur la face interne du frontal, on ne remarque rien d'anormal. Quelle est l'origine de cette lésion? Est-ce un enfoncement du crâne par un instrument contondant? Je ne le crois pas, car dans ce cas la table interne brisée ferait saillie en dedans. J'ai dit que cela n'existe pas.

Est-ce le résultat d'un coup de hache? Peut-être, mais rien ne le prouve.

Serait-elle due à une ostéite consécutive à un coup porté sur le front? C'est possible, toutefois un coup capable de déterminer un si grand désordre aurait dû enfoncer l'os.

Faudrait-il y voir la fonte d'une gomme syphilitique? D'abord, la syphilis existait-elle à ces époques reculées?

Enfin cette lésion serait-elle posthume ancienne?

Chacune de ces hypothèses peut être vraie; la certitude nous ne la posséderons probablement jamais.

Cette tête présente une autre particularité intéressante qu'on ne rencontre que sur un nombre de crânes assez limité. Je veux parler d'une saillie siégeant sur le tiers postérieur de la voûte palatine et que M. Pruner-Bey appelle saillie esthonienne. Ce savant prétend qu'on la rencontre chez les hommes qui parlaient la langue esthonienne et regarde ce fait comme physiologique. Je n'en suis pas absolument persuadé. A ce niveau il n'existe aucun muscle assez fort pour expliquer cette proéminence. Pourquoi alors existe-t-elle? Peut-être y a-t-il eu sur les crânes qui les por-

tent quelque travail pathologique inconnu qu'il ne m'est
pas permis d'expliquer.

3. *Bassin de l'homme de Cro-Magnon.*
(Muséum)

Sur la fosse iliaque externe du côté gauche, à 55 millimètres au dessus du bourrelet cotyloïdien, on voit une cavité sphérique à fond criblé de trous. Elle est précédée d'une
gouttière recouverte de tissu compacte ; celle-ci se dirige
de haut en bas et d'arière en avant. La cavité mesure 1 centimètre de diamètre. La gouttière est longue de 14 millim.,
et large de 12.

Si ce bassin était moderne on affirmerait une blessure
par une balle ayant frappé l'os obliquement. Mais, à défaut du fusil, l'homme préhistorique avait la fronde à sa
disposition. Peut-être cette blessure est-elle due à une
pierre de fronde. Je préfère cependant y voir l'effet d'un
coup d'épieu, arme dont se servent tous les hommes primitifs. Le coup a été porté obliquement par rapport à l'os ;
il s'est creusé un canal dans le tissu compacte et a déterminé dans le tissu spongieux de la crête iliaque une inflammation qui a donné lieu à la cavité que l'on observe.

L'hypothèse d'une tumeur ne me semble pas vraisemblable.

4. *Fémur gauche de l'homme de Cro-Magnon.*
(Muséum)

Sur le bord externe à 6 centim. au dessus du condyle du
même côté, on remarque une dépression circulaire profonde

de 3 à 5 millim., et large de 3 centim. Sur les bords il existe un léger bourrelet osseux. Le fond est criblé d'orifices vasculaires témoins d'une ancienne inflammation.

Les traces de réparation qu'on voit sur cette blessure permettent d'affirmer que le sujet a survécu à cet accident.

Je crois qu'il faut attribuer cette lésion à un coup de massue.

Une pierre de fronde n'aurait pas fait une dépression aussi régulièrement arrondie.

5. *Deux fémurs et deux tibias de la sépulture de Cro-Magnon.*

(Muséum)

Sur ces quatre os il existe des stries multiples, courbes ou rectilignes, longues de quelques centimètres. Celles qui sont au voisinage de la ligne âpre se continuent sur cette ligne par des échancrures beaucoup plus profondes et plus larges que les stries elles-mêmes.

On les a, je crois, attribuées à des coups de flèches ou autres projectiles anguleux, tels que pierres de fronde.

Je suis porté à admettre cette explication pour les os qui sont superficiels comme le tibia ; on comprend, en effet, très-bien qu'une pointe de flèche vienne frapper obliquement un os superficiel, et glisse sur sa surface en produisant une strie plus ou moins profonde. Mais, comment expliquer ce fait pour des os recouverts, comme le fémur, de puissantes masses musculaires ? C'est plus difficile. Le projectile aurait grandes chances de s'arrêter avant d'arriver à l'os.

6. *Tibia gauche du dolmen d'Ardannes commune de Corzé
(Maine-et-Loire),*

(Coll. de l'auteur)

Sur cet os que j'ai trouvé avec beaucoup d'autres dans
le monument mégalithique d'Ardannes, on voit des stries
transversales et parallèles analogues à celles que je viens
de signaler. Elles sont longues de 2 centim., et profondes
de 1-2 millim.

7. *Tête de la Caverne de l'Homme-Mort
près Saint-Pierre-lès-Tripiez (Lozère).*

(Musée Broca, n° 3)

Sur la bosse frontale droite on voit une perte de substance profonde de 1 millim., longue de 13 et large de 6.
Sa forme est elliptique et le fond de la dépression recouvert
d'une lame de tissu compacte.

A quoi attribuer cette lésion? On peut faire deux hypothèses : elle est due ou à une compression du crâne par
une tumeur du cuir chevelu, ou à un coup porté en cet
endroit.

Les tumeurs du cuir chevelu sont si rares que j'aime
mieux y voir le résultat d'un coup.

Le siège de la lésion donne une grande vraisemblance à
cette supposition. Aux époques primitives les guerres devaient
être fréquentes et l'extrémité céphalique souvent atteinte.
C'est ce qui explique les blessures si nombreuses que l'on
rencontre sur les crânes préhistoriques.

Les crânes des peuples actuels encore plongés dans la

barbarie et continuellement occupés à guerroyer, portent de même des traces nombreuses de violence. Ainsi il existe au Muséum d'histoire naturelle des crânes de sauvages, actuellement à l'âge de pierre, qui présentent des lésions semblables à celles que l'on constate sur les crânes préhistoriques.

La similitude des mœurs et de l'industrie entraîne une similitude dans la pathologie.

8. *Tête de la caverne de l'Homme-Mort.*

(Musée Broca, nº 4).

Au-dessus de la bosse frontale droite existe une dépression semblable à celle que l'extrémité du doigt ferait dans une substance molle. Le fond est recouvert de tissu compacte. Elle a sept millimètres de diamètre.

J'attribue cette lésion à une cause de même nature que la précédente. Il y a eu enfoncement de la table externe du crâne sous l'influence d'un choc.

9. *Tête de la caverne de Lombrives (Ariège).*

(Musée Broca, nº 1).

Sur le tiers postérieur du pariétal droit, on constate une dépression presque circulaire, profonde de 2-3 millimètres et d'un diamètre de 7-8 millimètres. Le fond est tapissé par une lame de tissu compacte.

La ressemblance de cette lésion avec les deux précédentes me force à lui reconnaître la même cause.

10. *Crâne des dolmens d'Algérie.*

(Musée Broca).

Ce crâne porte deux lésions semblables à celles que je viens de décrire.

L'une d'elles siège au voisinage de l'angle supérieur de l'occipital. Elle consiste dans une dépression circulaire de 10 millimètres de diamètre. Le fond, tapissé par une lame de tissu compacte, est criblé d'orifices. Ces traces d'une vascularisation exagérée s'étendent même sur le pourtour de la cavité.

L'autre dépression se trouve sur le pariétal à 2 centimètres à gauche de la première. Plus profonde que celle-ci mais moins étendue elle a 8 millimètres de diamètre. Son fond recouvert d'une lame compacte est également criblé de trous.

11. *Crâne de Vauréal (Oise).*

(Musée Broca. S. A. No 1).

Au-dessus de l'orbite gauche, il existe une dépression longue de huit millimètres, large de quatre et profonde de deux. Son grand diamètre se dirige de bas en haut et de dedans en dehors. Le fond est recouvert d'une lame compacte.

Cause : La même que pour les lésions précédentes.

12. *Tête du bassin à flot de Boulogne-sur-Mer.*
Niveau Pré-Gaulois.

(Muséum).

Sur chacun des pariétaux, on voit une dépression circulaire dont le fond est tapissé par une lamelle de tissu compacte.

Elles ont une profondeur de quelques millimètres. L'une d'elles est large d'un centimètre et l'autre de quinze millimètres.

Cause : La même que précédemment.

13. *Fragment de frontal de la caverne d'Aven-Laurier, près Ganges (Hérault).*

(Muséum).

Sur la face antérieure de cet os, on remarque une dépression circulaire d'une profondeur de quelques millimètres et d'un diamètre de deux centimètres. Le fond est recouvert de productions osseuses irrégulières et criblées de trous qui témoignent d'une ancienne inflammation.

La table interne de l'os est intacte, elle n'a pas été enfoncée.

Cette lésion est due à un coup soit de pierre, soit de massue, soit d'un autre instrument.

14. *Frontal du dolmen des Vignettes commune de Léry (Eure).*

(Muséum).

Sur la moitié droite de cet os il existe une dépression longue de 38 millimètres, large de 23 et profonde de 4. Les contours de cette lésion sont irréguliers. Le fond est recouvert de tissu compacte. La face interne de l'os ne présente rien d'anormal.

Cette dépression a été occasionnée par un coup qui a enfoncé la table externe.

15. *Pariétal droit de l'allée couverte de Meudon (Seine).*

(Muséum).

Sur la partie postérieure de cet os on voit une dépression longue de 5 centimètres, large de 23 et profonde de 4-5. Son fond est lisse et uni.

Je crois qu'il faut voir dans cette lésion la trace d'une violence qui aurait déterminé une ostéite exfoliatrice.

16. *Crâne d'un gaulois de Suippes (Marne)*

(Musée Broca, n° 6).

Sur la partie droite du frontal, il existe une dépression elliptique recouverte de tissu compacte. Elle a 3 centim. de longueur sur 12 millim. de largeur et quelques millimètres de profondeur.

Elle me semble le résultat d'un coup.

17. *Tête de la caverne de l'Homme-Mort.*

(Musée Broca. n° 8).

Cette tête, ainsi que quelques autres que je décrirai tout à l'heure, porte une lésion due comme les précédentes à une violence quelconque, mais en différant en ce que, au lieu de se traduire par une dépression, elle se traduit par une exostose.

A 15 millim. en dedans de la bosse frontale droite, il existe, en effet, une exostose éburnée large de 3 millim. et haute de 1 1/2 millim. On pourrait la comparer à une gouttelette de cire.

C'est en vain qu'on chercherait à s'éclairer sur l'origine de cette production osseuse en consultant les traités de pathologie. Cette lésion si commune sur les crânes préhistoriques n'a pas attiré l'attention des anatomo-pathologistes modernes. C'est, sans doute, à cause de leur petit volume et de l'absence de symptômes douloureux que les tumeurs de ce genre sont passées inaperçues. J'ai vainement cherché de semblables tumeurs au musée Dupuytren. Quand on les sectionne on constate qu'elles sont entièrement formées d'un tissu compacte très résistant. Elles ne poussent pas de prolongements dans l'intérieur de l'os qui les supporte et semblent collées à sa surface. Quand on cherche à les enlever, elles se détachent facilement laissant au-dessous d'elles une surface osseuse normale.

Chose curieuse et capable peut-être de nous éclairer sur leur étiologie, ces petites tumeurs siègent sur les parties du crâne les plus exposées aux blessures, telles que le frontal et les pariétaux.

Pour cette raison, je les regarde comme consécutives à un traumatisme. A la suite d'un coup le périoste s'enflammerait légèrement et donnerait naissance à ces petites productions.

18. *Crâne de la grotte de Vichel-Nanteuil (Aisne).*

(Musée Broca, n° 7).

Ce crâne porte sur la bosse frontale droite une exostose éburnée large de 5 millimètres et haute de 3.

19. *Crâne de Vauréal (Oise)*.

(Musée Broca).

On remarque entre les bosses frontales quatre petites exostoses éburnées.

Elles ont une forme irrégulièrement ronde et le volume d'une lentillo.

20. *Crâne de Vauréal*.

(Musée Broca).

Il existe une exostose éburnée sur le milieu du pariétal droit. Elle a la forme et la grosseur d'une lentille.

21. *Crâne de Vauréal*.

(Musée Broca).

Sur le pariétal gauche on voit deux exostoses relativement larges, mais peu élevées.

L'une d'elles a 11 millim. dans un sens et 8 dans l'autre. L'autre mesure 7 millim. sur 7. Elles ont une hauteur commune de 1-2 millimètres.

22. *Tête d'un dolmen de la Lozère*.

(Musée Broca, n° 18).

Sur la moitié antérieure du pariétal gauche, petite exostose éburnée de 5 millim. de large.

Toutes ces exostoses sont de même nature que celle que j'ai signalée plus haut sur une tête provenant de la caverne de l'Homme-Mort.

23. *Tête du dolmen de Saint-Germain-en-Laye*
(Seine-et-Oise).

(Musée Broca, n° 1).

Sur le pariétal gauche, un peu en dehors de la suture sagittale, on voit deux surfaces éburnées, blanchâtres et mamelonnées sur leurs bords. Elles tranchent par leur couleur sur le reste de l'os. Situées sur une même ligne, l'une en arrière de l'autre, elles mesurent l'une 3 centim. de longueur et 6 millim. de largeur, l'autre 35 millim. de longueur et 8 millim. de largeur.

A leur niveau la suture sagittale est ossifiée, mais, comme les autres sutures le sont également en grande partie, on ne sait s'il faut attribuer cette soudure à un travail pathologique ou à la vieillesse.

Quoi qu'il en soit il y a sur ce crâne deux lésions bien manifestes.

Leur siège et leur forme me fait penser qu'elles peuvent être dues à un ou plusieurs coups de bâton portés sur le vertex. Il en est résulté une ostéite légère, dont nous constatons les traces.

24. *Crâne du dolmen de Maintenon (Eure-et-Loir).*

(Musée Broca, n° 1).

Ce crâne offre une lésion qui s'étend à la fois sur la partie postérieure droite du frontal et antérieure du pariétal du même côté. Elle passe par dessus la suture fronto-pariétale. Sa forme est irrégulièrement rectangulaire. Son grand axe se dirige de bas en haut et d'avant en arrière. Elle a 5 centimètres de long sur 32 millimètres de large. Sa surface est blanche et compacte. Déprimée sur les bords, elle est surélevée au centre. La suture fronto-pariétale est presque complètement ossifiée à ce niveau, détail intéressant, si l'on considère qu'elle ne présente cette particularité en aucun autre point.

Tout porte à croire que cette lésion est consécutive à une ostéo-périostite développée en ce point à la suite d'un coup sur le crâne. L'élevure centrale correspond probablement à l'endroit le plus violemment frappé. De là l'inflammation s'est étendue tout autour pour s'arrêter à quelques centimètres.

25. *Tête d'un dolmen de la Lozère.*

(Musée Broca, nº 18).

Cette tête présente trois lésions que j'attribue à des traumatismes.

1° Une exostose éburnée sur le pariétal gauche. Je l'ai déjà décrite.

2° Sur le coronal, en dehors de la bosse frontale gauche une dépression infundibuliforme large de 1 centimètre et profonde de 4 à 5 millimètres. Son fond est recouvert de tissu compacte.

3° Au niveau de la branche droite de la suture lambdoïde et vers son milieu, une large dépression.

Cette perte de substance s'avance dans une égale étendue sur le pariétal droit et sur la moitié droite de l'occipital. Sa direction est oblique de bas en haut et de dedans en dehors. Elle est elliptique et compte 7 centim. dans son plus grand diamètre et 4 dans son plus petit.

Les bords de cette dépression ne se continuent pas insensiblement dans tous les points avec les parties saines.

Vers la partie inférieure de la blessure le fond fait un angle droit avec la partie voisine non atteinte. Cette particularité me fait croire à un enfoncement de la voûte crânienne et non à une trépanation comme d'autres l'ont pensé. L'on sait, en effet, que dans les trépanations les bords de l'ouverture se continuent par un biseau avec le reste de l'os.

De plus il existe à ce niveau une fracture qui se dirige de bas en haut et de dedans en dehors. Elle divise la surface malade en deux parties inégales, l'une supérieure plus petite, l'autre inférieure plus grande. Ce fait est pour moi une autre preuve de l'enfoncement du crâne.

Un groupe de petites exostoses éburnées, ainsi qu'une perforation de 3 millim., situées vers la partie inférieure de la lésion me laissent croire que c'est en cet endroit qu'a porté la violence.

26. *Crâne du dolmen de l'Étang-la-Ville (Seine-et-Oise)*

(Musée Broca)

Ce crâne présente deux lésions :

1° Sur la moitié droite du frontal une dépression peu profonde, mais très-étendue, car elle a 5 centimètres de long sur 36 millimètres de large. Sa surface est recouverte d'une lame de tissu compacte. Ses bords se continuent insensiblement avec le reste du coronal.

Cette lésion résulte probablement d'un coup porté avec un instrument tranchant, coup qui aurait enlevé une partie de la surface osseuse.

2° Sur la face interne du même os et au niveau de la lésion décrite, une exostose longue de 8 millimètres, large de
4 et haute de 3.

On peut l'expliquer par une suractivité dans le travail
de réparation, qui, en même temps que la surface externe
se cicatrisait, donnait naissance à cette exostose sur la face
interne.

27. *Crâne du dolmen de Chamant (Oise)*
(Musée Broca, n° 3)

Ce crâne porte la trace de deux lésions situées l'une sur
le frontal, l'autre sur le pariétal gauche.

Elles se dirigent parallèlement l'une à l'autre, d'arrière
en avant et de dedans en dehors, et n'intéressent que la
table externe. Toutes deux sont elliptiques, mais de grandeur différente. Elles sont profondes de 1-2 millim., et
recouverte d'une lame de tissu compacte, indice d'une
ancienne cicatrisation.

La lésion du coronal mesure 4 cent. sur 2. On voit sur
sa surface deux petites crêtes longitudinales et parallèles.

La lésion du pariétal a 22 millim. de long sur 10 de
large.

La direction commune de ces deux lésions et leur forme
semblable, me font croire qu'elles sont le résultat de deux
coups portés successivement sur le crâne au moyen d'un
instrument tranchant par le même individu dans une même
situation.

Les crêtes que l'on remarque sur la lésion du frontal,
me permettent d'ajouter que l'instrument avait un tranchant mal aiguisé. Ce devait être une hache en pierre,

28. *Calotte crânienne de l'allée couverte d'Equihen, près Boulogne-sur-Mer.*

(Musée Broca).

Un peu au-dessus de la bosse pariétale gauche, il existe une perte de substance linéaire dirigée de bas en haut et d'avant en arrière. Elle a la forme d'un croissant et mesure 22 millim. de longueur sur 8 de largeur. Vers sa partie supérieure on constate une perforation longue de 7 millim. et large de 1. Sur le reste de la surface on voit plusieurs stries, traces laissées par un instrument imparfait et indiquant clairement la direction de son mouvement.

Sur la face interne du pariétal et en un point correspondant il existe une perte de substance due à un fragment d'os qui s'est détaché.

On ne remarque pas trace de réparation, ce qui permet d'affirmer que le sujet a succombé immédiatement ou peu après avoir reçu sa blessure.

On s'explique bien une mort aussi rapide, malgré le peu d'étendue de la lésion, parce que la partie de la table interne qui a éclaté se trouvait sur le trajet d'une branche volumineuse de la méningée moyenne.

Quelle est la nature de l'instrument qui a déterminé cette blessure? Est-ce une hache ou une flèche en pierre?

Je ne crois pas que ce soit une hache à cause de la forme de cette lésion. Un tel instrument aurait fait une blessure elliptique, plus large et plus droite.

Dans l'hypothèse d'une flèche tout s'explique : la forme linéaire de la lésion, sa courbure, la perforation et le sillon qui précède celle-ci.

En effet, la pointe d'une flèche ne peut faire qu'une blessure linéaire. De plus, arrivant sur une surface ronde comme le crâne, on comprend très-bien qu'elle dévie un peu de son chemin et trace une ligne courbe sur cette surface. Dans son trajet elle s'enfonce progressivement jusqu'à ce qu'elle se trouve arrêtée et c'est en ce point que vient s'éteindre toute sa vitesse.

Dans le cas présent cet arrêt s'est traduit par une perforation. Peut-être l'artère méningée a-t-elle été déchirée ; ce fait nous expliquerait la mort rapide du sujet.

29. *Tête de l'allée couverte de Presles (Seine-et-Oise).*

(Muséum).

Sur la moitié gauche du frontal il existe un enfoncement du crâne à peu près circulaire. Il est large de 2 centim. environ.

Une partie des esquilles est encore en place. Une autre partie a disparu laissant une ouverture de 1 centim..

La table interne de l'os a éclaté et n'existe plus au niveau de la blessure.

L'absence de toute ostéite indique que le sujet est mort immédiatement ou très peu de temps après avoir été frappé.

La forme irrégulièrement arrondie de la blessure et son étendue très-limitée me font croire qu'elle est due à un projectile tel qu'une pierre lancée soit avec la main, soit avec une fronde. On peut même reconnaître qu'elle a frappé l'os obliquement de droite à gauche. Les anciens désignaient ce genre de fractures sous le nom d'embarrure.

30. *Fragment de crâne du dolmen de Saint-Germain*
près Milhau (Aveyron).

(Muséum).

Le crâne porte deux lésions distinctes que j'attribue l'une et l'autre à un traumatisme.

La plus importante siège sur le pariétal gauche au voisinage de la suture fronto-pariétale. On voit à ce niveau un enfoncement du pariétal de 4—5 millimètres de profondeur. En arrière il se continue insensiblement avec le reste de l'os, mais en avant il se termine brusquement à la suture fronto-pariétale, qui est disjointe. Celle-ci étant soudée en dedans sur toute sa longueur, la table interne s'est brisée dans une petite étendue.

Il existe sur un point de la surface enfoncée une esquille presque circulaire, à bords très-nets, et encore adhérente à l'os par sa face profonde. C'est cet endroit qui a été directement frappé. De là partent deux fractures qui se dirigent en sens opposé, l'une à droite et l'autre à gauche. Elles divisent en deux parties, antérieure et postérieure, tout ce qui reste du pariétal gauche.

Sur la table interne, dans la partie sous-jacente à l'esquille, une lamelle osseuse s'est détachée, laissant à découvert le diploé.

On ne remarque sur ce crâne aucune trace de réparation, ce qui me permet d'affirmer que le sujet est mort immédiatement ou peu après avoir reçu sa blessure.

Il faut attribuer celle-ci à un coup donné avec un instrument contondant.

La seconde lésion siège sur la partie gauche du frontal.

Elle a quelques millimètres de profondeur et neuf millimètres de largeur. Comme toutes les dépressions de ce genre, elle a son fond parfaitement lisse. J'ai dit pourquoi je crois ces lésions consécutives à un coup plutôt qu'à une compression par une tumeur du cuir chevelu.

31. *Crâne de Vauréal (Oise).*

(Musée Broca).

Ce crâne présente trois sortes de lésions très-intéressantes.

1° Sur la moitié gauche du frontal on remarque une dépression infundibuliforme dont l'ouverture a 18 millimètres de diamètre. Sa profondeur est de 8 millimètres. Le fond est recouvert d'une lame compacte.

A cette dépression sur la face externe correspond une saillie conique sur la face interne. Elle a une hauteur de 1 centimètre, et un diamètre de 2 centimètres à sa base.

Cette dépression et la saillie correspondante constituent un enfoncement du crâne des plus manifestes. On voit au musée Dupuytren plusieurs pièces analogues. Mais à quelle cause attribuer cet enfoncement ? Je crois qu'il faut le rapporter à un coup de pierre de fronde, à cause de ses petites dimensions. Un coup de hache ou de massue n'aurait pas produit une lésion aussi limitée.

Le sujet a évidemment survécu à sa blessure, car on ne voit plus trace de fracture.

En avant et en dedans de la saillie que je viens de décrire sur la face interne du frontal, il existe une exostose dont la présence ne peut être soupçonnée si l'on regarde le crâne par sa face externe. Elle est arrondie et haute de quelques millimètres seulement. Son diamètre est de 1 centimètre environ.

Cette lésion se rattache, sans doute, à la première. L'ostéite s'est propagée à quelques millimètres du point qui avait reçu le choc et a déterminé la production de cette exostose.

2° On voit sur le même crâne, au niveau de l'angle postérieur et inférieur du pariétal droit une large dépression irrégulièrement triangulaire, dont le fond est recouvert d'une lame de tissu compacte. Elle mesure 6 centimètres de longueur sur 52 millimètres de largeur. Sa profondeur est de quelques millimètres seulement.

Quelle est sa cause? Une trépanation? Je ne le pense pas, car si le siège est bien celui des trépanations, la forme n'est pas la même. J'aime mieux y voir le résultat d'un coup porté avec un instrument tranchant.

3° Il faut encore signaler sur ce crâne une trépanation bien curieuse par son siège. Elle intéresse presque les deux tiers de l'occipital. Ses bords en biseau sont recouverts d'une lame de tissu compacte, preuve que le sujet a survécu à l'opération. Des bords de cette trépanation il ne subsiste que la moitié. Le reste a été enlevé par une trépanation posthume ou plutôt par une fracture *post mortem*.

Broca nous a appris que les trépanations étaient pratiquées dans le but de guérir les convulsions. Dans ce cas leur siège est sur le pariétal.

La position insolite de celle qui nous occupe nous autorise à lui rechercher une autre cause. N'a-t-elle pas été pratiquée pour enlever une tumeur gênante par son volume ou par des phénomènes de compression douloureuse qu'elle exerçait sur la masse encéphalique. A-t-on voulu guérir par ce procédé une carie, une nécrose, une ulcération quelconque? S'agissait-il d'enlever des esquilles gênantes consécutives à un coup? C'est ce qu'il ne nous est pas donné de savoir, mais le fait de la trépanation n'en subsiste pas moins et méritait d'être signalé à cause de son siège extraordinaire.

32. *Tête du tumulus du Triel (Seine-et-Oise).*
(Muséum).

Sur la moitié gauche du frontal il existe une vaste ouverture à peu près elliptique. Elle a 6 centim. de longueur sur 35 millim. de hauteur. Les bords ont un aspect bien différent dans la moitié supérieure et dans la moitié inférieure.

Dans la partie supérieure, ils sont taillés en biseau aux dépens de la face externe; dans la moitié inférieure, au contraire, ils sont droits et perpendiculaires à la surface de l'os. Cette disposition fait qu'il existe deux angles aux points où la moitié supérieure et la moitié inférieure se rejoignent.

De l'extrémité postérieure du grand diamètre part une fracture longue de 2 centim.

Le sujet a survécu à sa blessure comme l'indiquent les traces de réparation que l'on voit sur le pourtour de l'ouverture.

Quelle est la cause d'une si vaste perforation? Quand Broca la vit pour la première fois, il crut immédiatement à une trépanation. C'est l'idée qui me vint également au premier coup d'œil.

Mais dans une communication très-intéressante faite en

1874 à la Société d'anthropologie, M. Hamy fit remarquer que telle n'était pas l'origine de cette blessure. En raison de la différence d'aspect des bords et de la fracture qui en part, il l'attribue à un coup d'instrument tranchant. Un examen attentif suffit pour reconnaître que cette opinion est la seule vraie.

Les instruments tranchants n'étaient pas rares à l'époque à laquelle remonte le tumulus du Triel. Il est de l'âge du fer, et l'homme était déjà armé de l'épée à cette époque.

Cette blessure ressemble, d'après M. Hamy, à des blessures que portent certains crânes du Val-de-Grâce ayant appartenu à des soldats tués à coup d'épée. Il faut la ranger parmi les lésions appelées aposképarnismos.

A propos de cette communication, le savant professeur du Muséum ajoute qu'il faut accorder dans l'étiologie des lésions des crânes préhistoriques une plus grande part qu'on ne le fait habituellement aux coups portés par des instruments tranchants. Je crois, comme lui, qu'engoués par la belle découverte de M. Prunières les préhistoriciens ont quelquefois vu des trépanations où il n'y en avait pas. Il est bon d'être mis en garde contre cette source d'erreur facile pour qui n'est pas habitué à ces sortes d'études.

33. *Tête d'un tumulus du Liby (Ardèche)*.
(Musée Broca).

On remarque sur cette tête deux lésions :

1° Sur le pariétal gauche et près de la suture sagittale est une vaste dépression elliptique dont le grand axe se dirige d'avant en arrière. Elle a 5 centimètres de long, sur 36 millimètres de large et quelques millimètres seulement de profondeur. Les bords de cette dépression se continuent insensiblement avec le reste de l'os. Le fond est recouvert d'une lame de tissu compacte.

Est-ce une trépanation cicatrisée? Je ne le crois pas. Rien ne le prouve, en effet. De plus, les sépultures du Liby remontent à l'âge du fer, c'est-à-dire à une époque où l'on ne trépanait plus.

Je préfère voir dans cette cicatrice celle d'une ancienne blessure par instrument tranchant, tel qu'une épée ou autre arme de ce genre.

2° Sur la moitié droite du frontal, un peu au-dessus de la fosse temporale, il existe une autre dépression plus petite et bien délimitée, dont le fond est légèrement rugueux. Elle est irrégulièrement arrondie et mesure un centimètre de diamètre. Sa profondeur est de quelques millimètres.

Je crois qu'il faut attribuer cette dépression à un coup.

34. *Tête d'un Gaulois de Bussy-le-Château (Marne).*

(Musée Broca).

Entre l'arcade orbitaire et la bosse frontale gauche on voit une perte de substance horizontale due à un coup porté avec un instrument tranchant. Elle mesure 3 centimètres de gauche à droite et 29 millimètres de haut en bas.

Le sinus frontal est largement ouvert. Les bords de la blessure sont très-nets et taillés en biseau aux dépens de la face externe de l'os. La netteté de cette section prouve que le coup a été donné par un homme vigoureux armé d'un instrument bien aiguisé. Les caractères de la blessure montrent clairement que l'os a été entamé de gauche à droite, c'est-à-dire que l'agresseur a frappé de droite à gauche.

On ne voit pas sur cette lésion trace de réparation, ce qui nous prouve que le sujet est mort peu de temps après avoir été atteint. Peut-être a t-il succombé à quelque blessure des parties molles, car celle de la tête, quoique grave, n'a pas dû fatalement le faire mourir. Il existe sur d'autres crânes des lésions plus profondes et plus vastes qui se sont cicatrisées.

Quelle était la nature de l'instrument? Était-ce une hache ou une épée? Dans ce dernier cas le coup aurait porté de haut en bas, au lieu de porter de gauche à droite. Pour cette raison je me range à l'hypothèse d'un coup de hache.

35. *Crâne d'un Gaulois d'Asnières-sur-Seine (Seine)*.

(Muséum)

Sur le milieu du frontal et à 25 millim. au-dessus de l'épine nasale, il existe une dépression linéaire obliquement dirigée de bas en haut et de droite à gauche. Elle est longue de 45 millim. et profonde de 5. Ses bords et surtout le bord gauche sont légèrement saillants. Le fond est cicatrisé.

Sur la face interne de l'os on remarque une petite saillie très-limitée. Elle correspond à l'un des points de la lésion externe.

La cicatrisation de cette blessure prouve qu'elle n'a pas entraîné la mort du sujet.

Je crois pouvoir dire qu'elle est le résultat d'un coup d'épée. Son siège, sa direction rectiligne et son peu de largeur, tout me le fait croire. Elle rentre dans la classe des lésions désignées sous le nom d'eccopés.

36. *Tibia gauche de la grotte sépulcrale de Géménos (Bouches-du-Rhône).*
(Muséum)

Cet os a été blessé par une pointe de flèche en silex que l'on y retrouve encore implantée après des milliers d'années. Elle s'est logée à la partie supérieure de la face externe, au-dessous de la tubérosité du même côté.

Cette pointe de flèche a 13 millim. de hauteur et 6 de largeur.

Il existe des traces manifestes de réparation, ce qui nous prouve que le sujet a survécu à sa blessure.

II. — Lésions dues a un accident.

Sous ce titre je range toutes les fractures.

37. *Moitié inférieure d'un radius droit de la grotte de Bray-sur-Seine* (Seine-et-Marne).
(Musée Broca).

Cet os porte les traces d'une ancienne fracture à trois centimètres au-dessus de la surface articulaire de son extrémité inférieure. L'aspect général de la lésion permet de croire qu'il y a eu pénétration des fragments. C'est, comme on le sait, ce qui arrive le plus souvent.

La consolidation s'est faite sans grand déplacement. On remarque toutefois un angle peu prononcé formé par les deux fragments.

Cet angle se traduit sur la face antérieure de l'os par une légère saillie transversale, et sur la face postérieure par une dépression des plus manifestes.

Inutile de dire que cette fracture est la fracture classique de l'extrémité inférieure du radius.

38. *Radius de la grotte sépulcrale d'Aurignac* *(Haute-Garonne).*

(Muséum).

Cet os présente les signes d'une ancienne fracture à trois centimètres environ au-dessus de son extrémité inférieure.

Une coupe faite en ce point par M. Hamy montre qu'il y a eu pénétration du fragment supérieur dans le fragment inférieur dans une hauteur de deux centimètres.

Sur la face antérieure il existe un léger bourrelet osseux, auquel correspond en arrière un sillon peu apparent.

Le résultat de la consolidation est très-satisfaisant.

Sur la surface articulaire inférieure on voit une petite exostose, reste d'une ancienne arthrite sèche. Elle a probablement été occasionnée par l'immobilité à laquelle le bras fut soumis pour obtenir la consolidation.

39. *Radius gauche du Camp-Long situé près Saint-Césaire* *(Alpes-Maritimes).*

(Muséum).

A deux centimètres au-dessus de l'extrémité inférieure de cet os on observe les traces évidentes d'une ancienne fracture.

Elles se traduisent sur la face antérieure par une ligne

saillante oblique de haut en bas et de dedans en dehors, et par une dépression correspondante sur la face postérieure.

La consolidation s'est faite dans de bonnes conditions et la déviation est presque nulle.

40. *Fragment d'un radius droit du Camp-Long ; près Saint-Cézaire (Alpes-Maritimes).*

(Muséum).

Ce fragment provient du même endroit que le radius précédent et je suis porté à croire qu'ils ont appartenu au même sujet.

Ce débris n'a que 3 centimètres de hauteur, cependant on y remarque facilement les traces d'une ancienne fracture de l'extrémité inférieure de l'os.

A deux centimètres au-dessus de la surface articulaire, on voit sur la face antérieure une légère saillie linéaire qui se dirige de haut en bas et de dedans en dehors. A cette saillie ne correspond pas de sillon sur la face postérieure, mais seulement un grand nombre de petits orifices témoins du travail réparateur.

Sur la face externe est une dépression qui montre que la fracture n'a pas été très-bien réduite, et que la main déviée en dehors s'est consolidée dans cette position. Ajoutons toutefois que l'angle formé par les deux fragments est peu sensible et que la consolidation s'est faite dans de bonnes conditions.

41. *Radius droit d'un Gaulois du camp de Châlons*
(Marne).

(Musée Broca).

Cet os présente une fracture à la partie supérieure du tiers moyen de sa diaphyse.

A ce niveau il existe un cal énorme, fusiforme, recouvert de pointes osseuses et de rugosités. Son épaisseur est de 27 millim., tandis que l'épaisseur normale est de 15 millim. seulement.

Le fragment supérieur a subi un mouvement de rotation en dehors, de sorte que la tubérosité bicipitale, qui normalement regarde en avant et en dedans, regarde maintenant tout à fait en avant.

Il faut enfin signaler sur cet os une courbure à concavité antérieure très-prononcée.

Le résultat, comme on le voit, laisse beaucoup à désirer et prouve que cette fracture a été mal maintenue, si toutefois elle l'a été.

42. *Cubitus gauche d'un Gaulois du camp de Châlons*
(Marne).

(Musée Broca).

Cet os est atteint de deux lésions différentes que je décrirai cependant l'une après l'autre à cause des rapports qui existent entre elles. Ce sont une fracture et des traces d'arthrite.

1° *Fracture.* — Elle siége à la partie inférieure du tiers

moyen de la diaphyse. Le cal est fusiforme, mais peu volumineux et complètement lisse.

Le déplacement est nul et le résultat de la consolidation très-satisfaisant.

2° *Arthrite*. — Sur le pourtour des deux surfaces articulaires de l'extrémité supérieure il existe de longues ostéophytes qui en augmentent considérablement l'étendue. On ne peut les attribuer à une autre cause qu'à l'arthrite déterminée probablement par la longue immobilité du membre fracturé.

43. *Extrémité inférieure d'un humérus gauche de la grotte de Sordes (Landes).*

(Muséum).

Elle porte les traces évidentes d'une ancienne fracture de l'humérus dans son tiers inférieur.

Le trait de la fracture est oblique de haut en bas et de dehors en dedans. Malgré cette obliquité les fragments ne chevauchent pas l'un sur l'autre. Le seul déplacement qui existe est un déplacement suivant la direction. Il se traduit par un angle saillant en dehors, mais peu marqué.

On voit sur la face postérieure une gouttière oblique, correspondant au trait de la fracture, et sur la face antérieure un cal volumineux.

Si la direction de l'os n'était pas un peu changée, ce résultat ne laisserait rien à désirer. Malgré cela, on peut dire que cette fracture a été consolidée d'une façon très satisfaisante et non par le seul fait de la nature. Un appareil chirurgical a certainement été appliqué sur le membre blessé.

44. *Humérus droit d'Orrouy (Oise).*

(Musée Broca).

La diaphyse est fracturée à quinze millimètres au-dessous du col chirurgical. Le cal est peu volumineux, mais la consolidation vicieuse. Il reste, en effet, un déplacement suivant la direction. Les deux fragments forment un angle saillant en avant et en dehors. Cet angle est de 135°. On observe de plus une légère rotation en dehors du fragment inférieur.

Malgré ces déplacements, disons toutefois que le résultat est assez satisfaisant et que le sujet a dû se servir très-bien de son bras après son accident.

45. *Clavicule droite du Camp-Long, près Saint-Cézaire (Alpes-Maritimes).*

(Muséum).

Cet os a été le siège d'une fracture oblique au niveau de l'union de son tiers interne avec son tiers moyen. Le trait de la fracture se dirigeait d'avant en arrière et de dedans en dehors. Les deux parties de l'os ont légèrement chevauché l'une sur l'autre. Le fragment externe a passé en avant du fragment interne. Il en est résulté sur le bord antérieur de l'os une saillie de cinq millimètres formée par l'extrémité interne du fragment externe.

Sur la face supérieure on remarque un léger sillon dirigé dans le sens de la fracture.

La consolidation s'est faite dans de très-bonnes conditions et les chirurgiens actuels seraient très-heureux d'un pareil résultat.

Il faut rapprocher ce cas des deux cas dont j'ai parlé plus haut et dont M. Parrot a constaté la parfaite consolidation.

46. *Fémur d'un dolmen d'Algérie.*

(Musée Broca).

Cet os présente deux sortes de lésions :
1° Une ancienne fracture consolidée ;
2° Des traces d'arthrite.

1° *Fracture.*

Elle siégeait au niveau de la partie moyenne de la diaphyse. Sa direction oblique a facilité un chevauchement considérable des fragments et un raccourcissement énorme. Ce raccourcissement ne peut être exactement mesuré, car l'autre fémur manque.

Le déplacement ne s'est pas fait seulement suivant la longueur, le fragment inférieur a de plus subi un mouvement de rotation en dehors qu'on peut évaluer à un quart de circonférence.

Le cal est très-volumineux. A ce niveau et sur une hauteur de 10 centimètres, la diaphyse a de 4-5 centimètres d'épaisseur, au lieu de 34 millimètres qu'elle mesure au-dessus et au-dessous. Il existe sur ce cal des ostéophytes multiples et un grand nombre de trous qui ont donné passage à des vaisseaux.

Cette consolidation est vicieuse et le malade a dû conserver une énorme claudication. Ce mauvais résultat n'a rien cependant qui doive nous étonner, car tout le monde sait combien les fractures de cuisse sont difficiles à maintenir.

2° Arthrite,

Bien que cette affection ne rentre pas dans le cadre des fractures, je la décrirai ici à cause des relations qui existent entre elle et la lésion dont je viens de parler.

On remarque des traces d'arthrite sur la tête fémorale et sur les condyles, mais surtout sur la première.

a. — Tête fémorale. Elle est diminuée de volume et couverte d'aspérités. Des ostéophytes prolongent en bas la surface articulaire et donnent à cette tête l'aspect d'un champignon.

Le col lui-même est moins long et hérissé de pointes osseuses en avant et en dedans. Le petit trochanter est volumineux et complétement déformé par les ostéophytes qui le recouvrent. Le grand trochanter manque. Il a été enlevé par un traumatisme posthume.

b. — Condyles. Ils portent quelques rugosités, traces non douteuses d'une ancienne inflammation. Les altérations sont toutefois bien moins profondes sur cette extrémité que sur l'extrémité supérieure.

Il faut attribuer ces arthrites à l'immobilité prolongée à laquelle le blessé a été obligé de se soumettre pour permettre à sa fracture de se consolider.

47. *Fémur droit d'un Gaulois du camp de Châlons -*
(Marne)
(Musée Broca)

Cet os porte une fracture intra-capsulaire du col. La

moitié postérieure de celui-ci a pénétré dans la tête. Sa hauteur en avant est la même qu'à l'état normal, mais en arrière il a presque complètement disparu.

La tête fémorale se trouve par suite reportée en bas et en arrière. Éloignée à l'état sain de 3 centim. de la ligne qui réunit les deux trochanters, elle n'en est plus distante que de 8 millim..

Le trait de la fracture est très-visible sur la face antérieure du col.

La consolidation des fragments s'est faite dans des conditions satisfaisantes, si l'on considère les difficultés que présente la guérison de ces sortes de fractures.

48. *Tibia gauche d'un dolmen de l'arrondissement de Saint-Affrique (Aveyron).*

(Muséum).

A quelques centimètres au-dessus de la malléole il existe une fracture oblique consolidée.

Il y a eu déplacement suivant la longueur et suivant l'épaisseur. Le fragment inférieur s'est porté en arrière, en haut et en dedans. Le fragment supérieur est saillant ; il a dû perforer la peau si mince en cet endroit.

La consolidation s'est faite dans d'assez bonnes conditions, car le déplacement et le raccourcissement sont peu considérables. Le cal n'est pas très-volumineux, mais à son niveau il existe des trous dont l'ouverture mesure de 4-5 millim.. Ces trous sont probablement les témoins d'un ancien foyer purulent.

J'en conclus que le fragment supérieur de l'os a perforé

les téguments et qu'il en est résulté un foyer de suppuration.

Disons enfin que cette fracture s'est consolidée d'une façon satisfaisante.

49. *Fragment d'un tibia et d'un péroné droits de l'allée couverte de Meudon (Seine).*

(Muséum).

De ces deux os il ne reste malheureusement qu'une très-petite partie. C'est du péroné le tiers supérieur et du tibia un fragment de 45 millim. pris au-dessous de la tubérosité antérieure de l'os. Toute la portion située au-dessus de cette tubérosité n'a pas été retrouvée.

Ce qui subsiste du tibia est soudé au péroné par une lamelle osseuse de nouvelle formation, qui passe du bord antérieur de l'un de ces os au bord antérieur de l'autre. Sur la face antérieure de cette lamelle, on voit trois orifices larges de 4 millim., qui ont dû sur le vivant donner issu à du pus.

En arrière ces os sont séparés dans presque toute leur hauteur par une gouttière profonde de 27 millimètres. Dans le fond de cette gouttière il existe quatre trous volumineux, dont un communique avec les trous signalés sur la face antérieure de la lamelle commissurale.

Toute la surface du tibia est rugueuse et criblée d'orifices. On y constate partout les marques profondes d'un ancien travail pathologique.

Le péroné est très-hypertrophié. Sa partie supérieure mesure 35 millimètres de largeur au lieu de 15, et 2 centimètres d'épaisseur au lieu de 1. Sa surface est littéralement criblée d'orifices qui lui donnent l'apparence d'une éponge. Il en est deux plus grands que les autres, qui ont probablement communiqué avec un foyer de suppuration. Cet os est en plusieurs endroits hérissé de pointes osseuses.

Une dépression oblique de haut en bas et d'arrière en avant est probablement la trace d'une ancienne fracture du péroné.

De ces deux os, comme on le voit, c'est le péroné qui est le plus malade, raison qui me fait croire qu'il a été le point de départ de ces graves désordres.

Il y aurait eu une fracture de l'extrémité supérieure de cet os, fracture communiquant avec l'extérieur. Il serait ensuite survenu une suppuration abondante, avec extension des désordres au tibia et sans doute aussi à l'articulation du genou.

Il est fort possible que le sujet soit mort de cette affection qui a dû être fort grave.

50. *Fragment de côte du tumulus du champ de la Combe à la Boiteuse (Côte-d'Or).*

(Muséum).

Ce fragment n'est pas assez complet pour me permettre de dire à quelle côte il a appartenu.

Il porte les traces évidentes d'une fracture. Il s'est fait un double déplacement des fragments, un déplacement suivant la direction et un déplacement suivant la hauteur.

Du premier il est résulté une gouttière sur la face antérieure et une saillie linéaire sur la face postérieure.

Le déplacement suivant la hauteur a fait que les bords, au lieu d'être rectilignes présentent chacun un angle au niveau de la fracture.

51. *Trois côtes d'un tumulus de Bréry (Jura)*

(Muséum)

Ce sont les quatrième, cinquième et sixième côtes droites.

A l'union de leur tiers postérieur avec les deux tiers antérieurs, on voit sur la face externe de ces os une dépression se dirigeant de haut en bas et d'arrière en avant, du bord supérieur vers le bord inférieur.

Sur la face interne il existe une saillie osseuse dirigée dans le même sens que la gouttière externe à laquelle elle correspond. Cette saillie n'est qu'un cal consécutif à la fracture de ces trois côtes.

Comme celles-ci sont voisines et que les trois fractures sont sur une même ligne, il faut attribuer à un choc unique l'enfoncement de la cage thoracique.

52. *Fragment de côte du Camp-Long, près Saint-Cézaire (Alpes Maritimes)*

(Muséum)

Le peu de longueur de ce fragment ne me permet pas de dire de quelle côte il provient.

Sur la face externe on remarque une dépression oblique, à laquelle correspond sur la face interne une surface également oblique et criblée d'orifices.

L'un des bords de l'os fait à ce niveau un angle dû à la même cause que les autres lésions,

Tous ces caractères ne permettent pas de méconnaître une fracture de côte.

53. *Métatarsien de l'allée couverte de Liniet (Indre).*
(Musée Broca)

Sur la moitié antérieure et supérieure de cet os, il existe une fracture longitudinale, qui se prolonge sur la surface articulaire. Elle divise celle-ci dans une partie de sa hauteur en deux moitiés, l'une droite, l'autre gauche.

Cette fracture ne se traduit pas par une ligne, mais par une perte de substance longue de 13 millimètres, large de 3 et profonde de 8. Il s'est fait après l'accident une élimination des parties atteintes. Au fond de l'excavation, on voit plusieurs orifices qui autrefois livraient passage à des vaisseaux. Toute cette dépression est recouverte d'une lame compacte de nouvelle formation.

La moitié antérieure de l'os est hypertrophiée, car, en arrière de la tête, le corps de ce métatarsien a 16 millim. de largeur au lieu de 5, largeur normale. La tête elle-même mesure 12 millim. de large au lieu de 8.

J'attribue cette fracture à la chute sur le pied d'un corps lourd et tranchant qui a fait éclater l'os.

54. *Deuxième métatarsien droit du Camp-Long,*
près Saint-Cézaire (Alpes-Maritimes).
(Muséum).

Cet os porte sur l'angle externe de son corps une exostose éburnée lisse et brillante, longue de 8 millim. et haute de 4.

A l'extrémité antérieure de la face interne on voit une autre exostose large de 1 centim. et haute de 6 millim.. Elle est formée de tissu spongieux.

J'attribue ces deux exostoses à un traumatisme accidentel.

III. — Trépanations.

55. *Tête de la caverne de l'Homme-Mort (Lozère).*
(Musée Broca n° 8).

Sur la bosse pariétale droite, il existe une surface elliptique, rugueuse dans sa moitié supérieure et lisse dans sa moitié inférieure. Son grand axe se dirige de haut en bas et d'avant en arrière. Elle est longue de 46 millimètres et large de 39. Inférieure au reste de l'os aux deux extrémités de son grand diamètre, elle est plus haute en son milieu.

On ne remarque rien sur la face interne du pariétal.

La forme et la situation de cette lésion me font croire à une ancienne trépanation cicatrisée.

56. *Fragment de crâne de la grotte de Sordes (Landes).*
(Muséum).

On voit sur ce crâne une lésion qui atteint la suture sagittale dans une étendue de 4 centimètres et s'avance à droite et à gauche sur les deux pariétaux.

Malheureusement le pariétal droit est perdu presque en entier et avec lui la partie de la lésion qu'il portait.

Ce qui reste de celle-ci mesure 4 centim. de longueur et

35 millim. de largeur. C'est une dépression elliptique dont le fond se continue par un biseau avec le reste de la voûte crânienne. Au centre il existe une espèce de champignon osseux, exostose criblée d'orifices et allongée dans le même sens que la dépression. Il ne reste de cette saillie qu'une partie longue de 27 millim., large de 21 et haute de 3. Elle est située au milieu de la perte de substance qu'elle masque dans une grande étendue, et semble circonscrite par un sillon qui n'est autre chose que le fond apparent de la perte de substance elle-même.

Sur la surface interne du crâne, on ne remarque rien.

Ces lésions sont-elles le résultat d'un coup? Peut-être. Il se serait produit une ostéite exfoliatrice autour du point directement frappé et sur celui-ci une exostose.

Toutefois j'aime mieux y voir les traces d'une trépana-tion. Dans cette hypothèse l'exostose se serait développée à l'endroit même de la perforation et l'aurait comblée. Le biseau qui entoure cette saillie constituerait les bords en biseau de l'ouverture. D'ailleurs le siège de la lésion est bien celui des trépanations.

57. *Téte d'un dolmen d'Algérie.*

(Musée Broca).

A 24 millim. au dessus de l'apophyse orbitaire externe gauche, on voit une ouverture irrégulièrement circulaire dont les bords sont taillés en biseau. Elle a 13 millim. de diamètre. On n'observe sur les bords aucune trace de répé-ration. Faut-il en conclure que le sujet est mort avant que cette lésion n'ait eu le temps de se réparer? Je ne le crois pas, car sur la plus grande partie du crâne la table externe a disparu, détruite par les agents atmosphériques. Il est donc possible qu'une lame de tissu compacte qui aurait recouvert autrefois les bords de l'ouverture, ait également disparu depuis.

Les bords nettement taillés en biseau aux dépens de la table externe de l'os font immédiatement penser à une trépanation, et, malgré le siège insolite de cette opération, il est impossible de rapporter cette perte de substance à une autre cause.

Il faut donc admettre qu'en Algérie comme en France l'homme préhistorique pratiquait la trépanation.

Jusqu'à présent on ne connaissait qu'un cas d'opération de ce genre sur les crânes d'Algérie. Broca l'avait découvert il y a quelques années sur une tête de Roknia.

Leur nombre est maintenant porté à deux.

58. *Crâne du dolmen de l'Étang-la-Ville (Seine-et-Oise).*
(Musée Broca).

Sur le pariétal gauche il existe une vaste dépression ovalaire dont le grand axe se dirige de bas en haut et d'avant en arrière. Elle mesure 65 millimètres de long sur 45 de large. Ses bords sont taillés en biseau aux dépens de la face externe et couverts d'une lame de tissu compacte, comme le reste de la dépression. Toutefois vers la partie inférieure l'os a été tellement aminci qu'il en est résulté une perforation de 17 millimètres de hauteur et de 1 centimètre de largeur.

En arrière on voit une énorme exostose longue de 35 millimètres, large de 15 et haute de 10.

Sur la face interne de l'os on ne remarque rien. Le siège et la forme de la dépression et ses bords en biseau indiquent une ancienne trépanation. Elle s'est réparée en grande partie et peut-être même complètement, car il est possible que la perforation que j'ai signalée soit posthume. L'état frangé de ses bords me fait pencher vers cette dernière hypothèse.

L'exostose volumineuse dont j'ai fait mention s'explique par un travail réparateur plus actif en ce point que dans les points voisins.

Cette lésion pourrait encore donner lieu à une supposition, celle d'un coup d'instrument tranchant qui aurait enlevé une partie de l'os.

Il n'y a rien là d'absolument impossible, cependant je crois plutôt à une trépanation pour les raisons que j'ai exposées.

CHAPITRE II

LÉSIONS SPONTANÉES

J'entends par lésions spontanées les lésions qui ne reconnaissent pas pour cause une violence extérieure.

Elles sont nombreuses, aussi pour mettre de l'ordre dans leur description un peu fastidieuse je ferai quelques divisions.

J'aurais désiré les classer d'après leur nature, mais, comme le diagnostic ne peut pas toujours être posé d'une façon certaine, je les rangerai dans l'ordre suivant :

1° Lésions de la tête ;

2° Lésions des membres ;

3° Lésions du tronc.

Parmi les diagnostics que j'aurai à porter sur ces lésions, quelques-uns me semblent absolument certains, d'autres sont douteux. Je laisse ces derniers à la libre discussion, désireux que la lumière puisse se faire entière sur les points encore obscurs.

§ 1. — Lésions de la tête.

On peut les diviser en lésions du crâne et en lésions de la face.

1° LÉSIONS DU CRANE.

J'ai pu en réunir huit cas qui m'ont permis de reconnaître les maladies suivantes :

Refoulement de la voûte crânienne par des tumeurs des méninges ou du cerveau.

Hyperostose du crâne.

Érosion de la calotte crânienne par un ulcère du cuir chevelu.

Carie du rocher.

Exostoses intra-crâniennes.

Atrophie du crâne.

59. *Tête trouvée dans les alluvions de Grenelle (Paris).*
(Muséum).

Sur la face interne du crâne on voit deux dépressions situées l'une à droite, l'autre à gauche de l'extrémité antérieure de la suture sagittale.

La dépression qui siége sur le pariétal droit est longue de 2 centimètres, large de 1 et profonde de 5-6 millimètres. A ce niveau la table externe de l'os fait une saillie de quelques millimètres. Au même endroit le crâne est percé de trois trous qui ont probablement donné passage à des vaisseaux.

La dépression située sur le pariétal gauche est irrégulièrement circulaire. Elle a un centimètre de diamètre et 5 millimètres de profondeur.

Le fond de ces deux dépressions est lisse.

Ce sont évidemment des tumeurs soit des méninges, soit

du cerveau qui ont ainsi repoussé les parois de ce crâne. Je rejette l'idée des tubercules de Pacchioni, à cause des grandes dimensions des parties refoulées. Ces tubercules atteignent, il est vrai, sur quelques sujets une grosseur considérable, mais ils n'ont jamais un volume tel qu'ils puissent repousser les os du crâne sur une si grande surface.

60. *Tête de l'allée couverte de Presles (Seine-et-Oise).*
(Muséum, n° 1).

Il existe sur la face interne de ce crâne trois dépressions de grandeur différente.

La plus grande est elliptique et située sur la ligne médiane. Elle s'étend depuis la suture fronto-pariétale jusqu'au tiers postérieur de la suture sagittale. Son grand axe se dirige d'avant en arrière et mesure 9 centimètres ; son petit axe est transversal et long de 5 centimètres. La suture sagittale divise cette dépression en deux parties égales. Le fond présente une dizaine de cavités secondaires de 5-10 millimètres de diamètre et d'une profondeur de quelques millimètres.

En avant de cette dépression on en voit deux autres qui occupent chacune une des fosses coronales. Celle de gauche a un contour très-irrégulier et un fond très-rugueux. Elle mesure 15 millimètres de long, 10 de large et 8 de profondeur.

Celle de droite est régulièrement circulaire. Elle a environ 1 centimètre de diamètre et 8 millimètres de profondeur.

Ce que j'ai dit tout à l'heure à propos des dépressions

du crâne de Grenelle, je pourrais le répéter ici. Ces trois grandes cavités ont des dimensions trop considérables pour être dues à des tubercules de Pacchioni. Je préfère les attribuer à des tumeurs des méninges ou du cerveau.

61. *Divers fragments d'un crâne de Bray-sur-Seine (Seine-et-Marne).*

(Musée Broca).

Ils proviennent des os suivants : pariétal, frontal, temporal, occipital.

Tous sont atteints d'hyperostose. L'hypertrophie a porté seulement sur le diploé ; les tables interne et externe ont leur épaisseur normale. Ces débris ont dans presque toute leur étendue un centimètre d'épaisseur.

On remarque de plus sur leur surface un nombre immense de petits pertuis caractéristiques de l'altération appelée ostéoporose.

Quelle est l'origine de ces lésions? Faut-il voir dans cette hyperostose une conséquence de la sénilité? On sait, en effet, que l'atrophie ou l'hypertrophie des parois du crâne n'est pas rare chez les vieillards. On pourrait, comme exemple de ce fait, citer le crâne de Gall dont les parois avaient ainsi, sous l'influence de l'âge, augmenté d'épaisseur.

Faut-il plutôt l'attribuer à la scrofule, à l'hydrocéphalie? Je ne sais.

Quant à l'ostéoporose, elle est, d'après M. Bordier, fréquente sur les crânes des criminels. C'est là un caractère qu'on rencontre très-souvent sur les têtes prises au hasard, et je crois qu'il n'est pas spécial aux scélérats.

Son origine nous est inconnue. Peut-être n'y a-t-il rien de pathologique dans ce phénomène.

62. — *Calotte crânienne d'un tumulus gaulois de Contrexeville (Vosges).*

(Muséum).

Le pariétal gauche est atteint d'hyperostose au niveau de la bosse pariétale. En cet endroit, il y a douze millimètres d'épaisseur au lieu de sept que mesure le pariétal droit au même point.

Ajoutons que la suture sagittale est déjetée à gauche.

Quelle est la cause de cette hypertrophie limitée du crâne? Est-elle le résultat d'une ostéite traumatique ou d'une ostéite scrofuleuse? Je ne sais.

63. *Tête d'un Gaulois de Dampierre-au-Temple, près Saint-Étienne-au-Temple (Marne).*

(Musée Broca, nº 3).

Cette tête porte une vaste lésion à peu près rectangulaire qui recouvre presque toute la moitié gauche du crâne. Elle atteint une partie du frontal, la plus grande partie du pariétal et une faible portion du temporal. Elle a seize centimètres de long sur six de large.

Les bords festonnés circonscrivent une dépression très-étendue, mais peu profonde, excepté cependant en deux endroits bien limités.

Ces deux dépressions plus accentuées siègent entre la bosse frontale gauche et la suture fronto-pariétale.

L'une d'elles est circulaire et entourée de tous côtés par

une multitude de petites exostoses mamelonnées. Elle a un diamètre de 42 millim.. Elle intéresse toute la table externe et même le diploé dans une certaine étendue. Son fond est criblé d'un grand nombre de trous, témoins d'une ancienne vascularisation très-développée. A son niveau la suture fronto-pariétale est complètement soudée.

En arrière de cette première dépression, il en existe une autre également très-accentuée. Elle a 22 millim. de long sur 17 de large. Son fond est rugueux et criblé d'orifices qui ont autrefois livré passage à des vaisseaux.

Sur tout le reste de la surface malade, on constate une exfoliation de l'os qui a fait disparaître la table externe dans presque toute son épaisseur.

On remarque toutefois dans quelques points des îlots de substance osseuse qui ont échappé à la destruction.

La maladie semble avoir débuté par le frontal, car les altérations y sont plus avancées, plus profondes que dans les autres points. De là, elle s'est propagée d'avant en arrière jusqu'à l'occipital.

Les deux tiers postérieurs de la lésion ont une teinte rougeâtre qui tranche auprès de la teinte terreuse du tiers antérieur. Cette couleur tient à ce que le crâne reposait par ce côté sur un sol chargé de sels de fer. En effet, cette teinte marque aussi bien les parties saines, voisines des parties malades, que les parties malades elles-mêmes.

Je fus d'abord très-embarrassé pour savoir à quelle cause rattacher une aussi vaste lésion. Je pensai immédiatement à la syphilis, maladie dont les manifestations si variées ne respectent aucun organe. Mais en comparant cette pièce avec les nombreuses têtes syphilitiques du musée Dupuytren, je dus vite renoncer à cette idée. Tel n'est pas, en effet, l'aspect des lésions syphilitiques du crâne.

Mais je rencontrai une autre tête atteinte d'une lésion presque identique. Elle est inscrite au musée Dupuytren sous le numéro 379ᵃ avec le diagnostic suivant : « Altération du crâne consécutive à un ulcère du cuir chevelu. »

Je suis donc porté à croire, et cela n'a rien que de vraisemblable, que la lésion si curieuse que je viens de décrire est due à une vaste ulcération du cuir chevelu.

64. *Rocher du dolmen de l'Étang-la-Ville (Seine-et-Oise).*
(Musée Broca).

Sur la base de cette partie du temporal il existe des traces manifestes d'ostéite raréfiante. Elle a atteint le bord supérieur dans une longueur de 2 centim. et les faces antérieure et supérieure dans une hauteur de 16 et 12 millim..

On ne peut mieux comparer l'aspect extérieur de cette lésion qu'à une fine éponge. Les petites ouvertures de la surface donnent accès dans des cavités produites par l'ostéite et relativement considérables.

La lamelle osseuse qui forme les canaux semi-circulaires a disparu dans une partie de son étendue. Ceux-ci sont ouverts et faciles à distinguer sur le bord supérieur du rocher.

Les oreilles interne, moyenne et externe communiquaient probablement entre elles pendant la vie.

Ces lésions ont dû certainement entraîner la surdité, et peut-être une méningite, un abcès intra-crânien, un ramollissement, une hémiplégie,

65. *Fragment de frontal d'un tumulus de Méloissy (Côte-d'Or).*

(Musée Broca, Vit. XXIII).

La face postérieure de cet os porte deux exostoses à gauche de la crête coronale.

L'une mesure 1 centimètre de hauteur, 6 millimètres de largeur et 3 millimètres d'épaisseur. L'autre est haute de 8 millimètres, large de 5 et épaisse de 2.

A droite de la même crête est une troisième exostose plus petite.

La surface de toutes ces productions osseuses est irrégulière.

Le simple examen du frontal et de ces exostoses ne permet pas de statuer sur leur nature.

Le sujet était-il sous le coup d'une diathèse scrofuleuse ou syphilitique ? Je l'ignore.

66. *Tête des grottes de Bray-sur-Seine (Seine-et-Marne).*

(Musée Broca).

Cette tête est atteinte d'une affection des plus intéressantes, mais aussi des plus difficiles à diagnostiquer.

Elle a été présentée au commencement de cette année (1881) à la Société d'anthropologie par le professeur Parrot, qui a émis l'hypothèse de syphilis, mais sans oser l'affirmer.

Les lésions qu'elle présente portent sur le pariétal gauche presque tout entier, sur une petite étendue du pariétal droit et sur une grande partie du frontal.

Bien que ces lésions n'aient pas partout des limites très-nettes, et passent en quelques endroits par dessus les sutures, pour en faciliter la description, je parlerai des altérations de chaque os en particulier.

1° *Lésions du pariétal gauche.* — Sur les quatre cinquièmes antérieurs de cet os il existe plusieurs dépressions d'étendue et de forme différentes.

La plus vaste est irrégulièrement triangulaire à sommet dirigé en haut et en avant. Sa base mesure cinquante-sept millimètres et sa hauteur soixante-quinze. Les bords de cette surface sont taillés à pic et festonnés. Dans toute cette étendue l'épaisseur du crâne est excessivement mince et réduite à une faible lame de tissu compacte. Les vastes limites de cette surface malade renferment un îlot de substance osseuse qui a échappé au mal. Il est circulaire et large de deux centimètres. Enfin au centre de cette dépression est une perforation déterminée par un coup posthume.

Entre cette lésion et la suture sagittale on voit des rugosités éburnées dont la couleur jaunâtre tranche sur le reste de l'os.

En arrière de la suture fronto-pariétale, si bien soudée qu'il n'en reste pas la moindre trace, il existe une seconde dépression qui s'étend transversalement comme un bandeau de la suture sagittale vers l'écaille du temporal. Elle a une largeur de dix millimètres et une hauteur de soixante-seize millimètres. Elle n'est que l'extension sur le pariétal d'une lésion partie du frontal.

Son bord postérieur se continue par un biseau avec une bande de substance osseuse moins altérée que les régions voisines. Elle descend parallèlement à la dépression qu'elle limite de la suture sagittale vers l'apophyse mastoïde. Elle a une longueur de 74 millimètres.

2° *Lésions du pariétal droit*. — Je dois mentionner ici pour être complet deux dépressions moins étendues et moins profondes que les autres, qui siègent au niveau de l'angle antérieur et supérieur du pariétal droit.

3° *Lésions du frontal*. — Sur le tiers supérieur de cet os on voit une vaste perte de substance qui s'étend transversalement du côté droit vers le côté gauche. Elle compte 12 centimètres de long sur 3 centimètres de large. Partie d'un point situé sur le frontal à 55 millimètres à droite de l'extrémité antérieure de la suture sagittale, elle se dirige de droite à gauche jusqu'à une trépanation pratiquée en avant de l'angle inférieur et antérieur du pariétal gauche. Je parlerai tout à l'heure de cette perforation.

Les bords de la lésion qui nous occupe sont festonnés et moins abrupts que ceux de la lésion du pariétal gauche. Le fond, réduit à une mince lamelle de tissu compacte est mamelonné, disposition due à l'altération plus ou moins profonde de l'os.

Parlons enfin de la trépanation. Son siège nous est déjà connu. Les bords sont cicatrisés, mais ils ne sont pas intacts sur tout le pourtour de l'ouverture. Ils ont été brisés accidentellement en arrière, fait qui n'a rien d'extraordinaire, si l'on considère l'amincissement des parois crâniennes.

La forme circulaire de l'ouverture et ses bords tranchants ne laissent aucun doute sur l'authenticité de la trépanation.

Sur la face interne du crâne on ne remarque rien d'anormal.

L'état des sutures n'indique pas un sujet avancé en âge. Les sutures fronto-pariétale et sagittale sont bien ossifiées, mais c'est le fait de la maladie. Les sutures lambdoïde et écailleuse sont complétement libres.

La nature de ces lésions est difficile à reconnaître. Je crois qu'il n'y a rien là de syphilitique, car tel n'est pas l'aspect ordinaire des lésions du crâne dues à la syphilis.

Il faut les rapporter à une maladie appelée atrophie des os du crâne et décrite par Sauvage en 1869. On ne sait à quelle cause la rattacher. L'influence de la syphilis et de l'alcoolisme a été invoquée, mais nullement prouvée.

On peut voir au musée Broca et au musée Dupuytren un grand nombre de ces atrophies. Presque toutes présentent une symétrie qu'on ne retrouve pas sur la tête de Bray-sur-Seine, mais c'est là un caractère qui n'est pas constant.

On a dit que l'atrophie des os du crâne était un fait de la vieillesse. C'est une erreur, car elle se montre à tous les âges.

Je crois donc qu'il faille attribuer les lésions de la tête de Bray-sur-Seine à une atrophie. Je suis heureux de me trouver sur ce point en conformité d'idées avec M. Topinard, qui a émis le même diagnostic devant la Société d'anthropologie au mois de mars dernier.

Comment expliquer la trépanation ? Le sujet avait-il des convulsions ou bien une tumeur, un ulcère siégeant à cet endroit. Il est impossible de le savoir.

2° LÉSIONS DE LA FACE

Toutes les lésions de la face que j'ai rencontrées portent sur les mâchoires. Elles se résument comme il suit :

Exostoses multiples ;

Kystes périostiques ou de Magitot ;

Cancer ;

Érosions dentaires ;

Anomalie d'implantation d'une dent ;

Exostose discoïde du condyle de la mâchoire.

Il est une question que le temps ne me permet pas de traiter aujourd'hui, c'est l'étude des dents chez l'homme préhistorique. Ce point promet d'être fécond en résultats et j'ai l'intention de l'examiner ultérieurement. Tout ce que je puis dire aujourd'hui c'est que l'usure oblique externe des dents est fréquente sur les têtes de l'époque néolithique. On y rencontre aussi quelquefois l'usure à plat.

En général les dents s'usent suivant les substances soumises à la mastication, la constitution plus ou moins solide des tissus dentaires, et aussi suivant les sujets, les familles et les races. L'usure des dents préhistoriques tient à ce que le pain était fabriqué à ces époques reculées avec des graines imparfaitement broyées. Le broyement s'achevait sous les dents et les usait très-vite.

La carie n'est point rare non plus. Enfin je parlerai tout à l'heure de deux cas d'érosions que j'ai rencontrés par hasard, bien persuadé qu'en examinant les dents avec soin j'en découvrirai d'autres.

**67. *Tête de l'allée couverte du plateau des Maudhuis,
près Mantes (Seine-et-Oise).***

(Muséum).

Au niveau de la suture de l'os palatin droit et de l'apophyse palatine du même côté, il existe une saillie osseuse qui s'avance sur ces deux os. Elle a 15 millim. de longueur et 5 de hauteur.

Elle diffère par son siège de la saillie esthonienne de Pruner-Bey, et doit tenir à une autre cause qu'il ne m'est pas possible de préciser.

**68. *Tête de la grotte sépulcrale |de Géménos (Bouches-
du-Rhône).***

(Muséum).

Les lésions que présente cette tête portent sur le maxillaire supérieur.

Ce sont des exostoses petites, très dures, mamelonnées et disposées par groupes.

Elles siègent sur la partie interne du bord alvéolaire au niveau des cinquièmes molaires droite et gauche.

J'avais cru tout d'abord qu'il fallait les attribuer à une ostéite occasionnée par le mauvais état des dents et des gencives, mais j'ai appris de M. Magitot, si compétent en pareille matière, qu'elles se rencontrent quelquefois chez des sujets dont la dentition ne laisse rien à désirer. Dans l'état actuel de la science nous ne savons donc pas à quoi les rapporter.

69. *Tête de la grotte sépulcrale de Nogent-les-Vierges (Oise)*

(Muséum, n° 7).

Le maxillaire supérieur présente une exostose éburnée, semblable à celles que je viens de décrire. Elle est située sur la partie interne de l'arcade alvéolaire, au niveau de la cinquième molaire du côté droit.

70. *Fragment d'un maxillaire inférieur du dolmen d'Airolles près Alzon (Gard).*

(Muséum).

Sur la face interne de cet os, à 4 millim. au-dessous du bord alvéolaire et au niveau de la canine et de la première molaire gauches, il existe deux exostoses éburnées, lisses et arrondies. Elles ont une largeur de 5 millim. et une hauteur de 2-3.

Sur la même ligne on en voit une autre qui ne fait qu'apparaître.

Cause : inconnue.

71. *Fragment de maxillaire inférieur d'un dolmen du Gard.*

(Muséum).

Sur la face postéro-interne de cet os, à quelques millimètres au-dessous du bord alvéolaire, et au niveau de la canine et des deux premières molaires gauches, on voit trois exostoses éburnées rangées sur une même ligne.

La plus grosse a 1 centimètre de longueur, 5 millimètres de largeur et 3 millimètres de hauteur.

La plus petite a 5 millimètres de longueur, 2 de largeur et 1 de hauteur.

Cause : Inconnue.

72. *!Fragment d'un maxillaire inférieur d'un dolmen de Roknia (Algérie).*

(Musée Broca. Vit. XXII).

C'est la moitié gauche de ce maxillaire qui subsiste. Sur la face postéro-interne, au niveau du collet des première et deuxième molaires, il existe deux exostoses de grosseur et de forme différentes. L'une est aplatie et l'autre conique. Cette dernière est la plus volumineuse. Elle mesure 1 centimètre de diamètre à sa base et 5 millimètres de hauteur.

Au niveau de la quatrième molaire et sur la même ligne, il existe deux autres petites exostoses de même nature.

Cause : inconnue.

73. *Maxillaire inférieur d'un dolmen d'Algérie.*

(Musée Broca. Vit. XXII).

La partie interne de l'arcade alvéolaire porte plusieurs exostoses éburnées.

Sur la moitié gauche du maxillaire elles s'étendent depuis la canine du même côté jusqu'au delà de la quatrième molaire.

Sur la moitié droite elles partent de la première molaire et s'étendent comme un cordon jusqu'à la cinquième inclusivement.

Leur grosseur et leur forme varient. Elles ont depuis 1 jusqu'à 12 millim..

Cause : inconnue.

74. *Fragment de maxillaire inférieur du tumulus du champ de la Combe à la Boiteuse (Côte-d'Or).*

(Muséum).

Sur la face interne de cet os à 4 millim. au-dessous du bord alvéolaire, et au niveau de la deuxième molaire, on remarque une exostose éburnée haute de 8 millim., et large de 5.

Cause : inconnue.

75. *Maxillaire inférieur d'un Gaulois de la Marne.*

(Musée Broca)

Sur la face postéro-interne de ce maxillaire, au niveau du col de la troisième molaire gauche, on voit deux petites exostoses.

Sur la même face et au niveau du col de la cinquième molaire, il en existe une troisième.

Cause : inconnue.

76. *Tête d'un Gaulois de la Marne.*

(Musée Broca, n° 24)

La partie antérieure de l'arcade alvéolaire du maxillaire supérieur porte trois exostoses éburnées de forme sphérique.

Deux d'entre elles sont situées sur la moitié gauche et une sur la moitié droite de cet os.

Le Breton

Celles de gauche siègent : l'une au niveau de la deuxième molaire qui est saine, l'autre au niveau de la canine qui est absente.

Celle de droite est au niveau de la canine, disparue de ce côté comme de l'autre.

La plus grosse de ces exostoses a 7 millimètres de diamètre et la plus petite 5.

Cause : inconnue.

77. *Moitié gauche d'un maxillaire inférieur du dolmen de Maintenon. (Eure-et-Loire)*

(Musée Broca)

On remarque sur cette pièce une exostose conique haute de 3 millimètres et large de 7 millimètres à sa base. Elle est située à 1 centimètre au-dessous et en avant du trou mentonnier.

Quelle est son origine ? Est-elle consécutive à un coup ou à une ostéite spontanée ? Je ne sais.

78. *Moitié gauche d'un maxillaire inférieur du dolmen de Chamant (Oise)*

(Musée Broca, n° 15)

Sur ce maxillaire on remarque deux sortes de lésions.

1° Sur la partie interne du bord alvéolaire, au niveau des trois dernières molaires, il existe plusieurs petites exostoses éburnées dont une a la grosseur d'un petit pois. La troisième molaire est absente, la deuxième est bonne, la seconde prémolaire est cariée. J'ai dit plus haut que la cause de ces exostoses nous échappe.

2° Les racines de la deuxième petite molaire sont libres dans une cavité largement ouverte, et due à un kyste de Magitot.

79. *Fragment de maxillaire inférieur d'un dolmen de Roknia.*

(Musée Broca. Vit. XXII).

Sur l'emplacement de la quatrième molaire du côté droit est une vaste cavité occupant tout l'espace compris entre les troisième et cinquième molaires. Elle a 14 millimètres d'ouverture et 10 de profondeur. Au fond, il existe des orifices multiples, moins nombreux toutefois que ceux que l'on observe dans certaines cavités pathologiques des maxillaires. On comprend, en effet, que des tumeurs très vasculaires, telles qu'un épulis ou certaines variétés de cancers déterminent une vascularisation de l'os plus grande que d'autres tumeurs, un kyste de Magitot, par exemple.

Pour cette raison, je crois devoir attribuer cette lésion à un kyste périostique.

80. *Tête de Merrueys (Lozère).*

(Musée Broca).

Le maxillaire supérieur de cette tête présente deux lésions.

1° Au-dessus des incisives gauches, on voit une cavité sphérique largement ouverte au dehors. Elle est profonde de 1 centim. et large de 12 millim.. Ses parois sont criblées d'orifices, traces d'une vascularisation ancienne considérable.

A quoi devons-nous attribuer cette lésion? On peut faire

trois hypothèses et se demander si elle est due à un cancer, à un épulis ou à un kyste périostique. Je la crois due à un kyste périostique pour deux raisons. La première c'est que ces kystes ne sont pas rares chez ceux qui, comme les hommes préhistoriques, ne prennent aucun soin de leurs dents. Il en est de même chez ceux qui les tourmentent continuellement sans raison ou dans un but chirurgical.

Une seconde raison est qu'il existe sur le même maxillaire une autre cavité que je crois pouvoir attribuer, sans crainte de me tromper, à un kyste périostique ou de Magitot.

2° Au niveau de la racine de la deuxième molaire droite du maxillaire supérieur, on constate un soulèvement de l'os, haut de 6-7 millim.. Amincie en cet endroit la lamelle osseuse a subi en son centre un effondrement posthume qui permet de voir une cavité sphérique profonde de 1 centim. et large de 12 millim..

Le fond de cette cavité est criblé d'orifices et communique en un point avec le sinus maxillaire.

Ce soulèvement de l'os prouve que la tumeur n'a pas usé le maxillaire de dehors en dedans, mais de dedans en dehors. Dès lors, il nous est permis de nous rattacher à l'opinion, la seule probable sur l'étiologie de cette lésion, l'existence ancienne d'un kyste périostique. En effet, si la tumeur s'était avancée de l'extérieur vers la face profonde de l'os, elle aurait d'abord usé la face antérieure et établi une large communication de la cavité avec le dehors, or il n'en est rien.

Ajoutons que la tête qui présente ces lésions offre tous les caractères de la bestialité : front fuyant, région posté-

rieure de la tête très développée, apophyses mastoïdes volumineuses, etc..

81. *Frontal et partie antérieure de la face d'un tumulus
du Liby (Ardèche).*
(Musée Broca).

Les lésions de ce fragment portent sur l'arcade alvéolaire du maxillaire supérieur. Elles sont au nombre de
trois.

1° Au niveau de la racine de la première molaire gauche
est une cavité profonde de 7 millim.. L'ouverture mesure
1 centim.. Cette cavité pousse un prolongement du côté de
la deuxième et de la troisième molaire du même côté. Le
fond est couvert d'orifices qui ont sur le vivant livré passage à des vaisseaux.

2° Au niveau de la première incisive du côté gauche est
une autre cavité de même forme et de même aspect, mais
moins considérable.

3° A la hauteur de la deuxième molaire droite, il existe
une troisième perte de substance identique à la première.
Une des racines de la troisième molaire est à nu dans
cette cavité.

Ces lésions de même nature sur une même tête rappel-
lent le crâne de Merrueys décrit plus haut.

Je les crois dues à des kystes périostiques à cause de
l'ouverture, relativement petite, qui les met en communication avec l'extérieur.

Un épulis ou un cancer en avançant de dehors en dedans aurait fait un orifice aussi grand et peut-être plus
grand que la cavité elle-même.

82. *Tête d'un Gaulois de Bussy-le-Château.*
(Musée Broca, n° 4).

Cette tête porte sur les mâchoires quatre lésions dont trois ont des caractères communs qui permettent de leur reconnaître la même origine.

1° Au niveau de la troisième molaire droite du maxillaire supérieur, molaire aujourd'hui absente, on voit un orifice irrégulièrement circulaire dont le diamètre mesure 8 millim..

Cet orifice s'ouvre dans une cavité profonde de 23 millim. et large de 15. Cette vaste perte de substance communique largement avec le sinus maxillaire. Dans l'origine la cavité normale et la cavité pathologique étaient, sans doute, distinctes l'une de l'autre, mais aujourd'hui la communication est telle qu'il ne reste plus trace de cloisonnement. On y voit plonger la racine de la deuxième molaire.

2° Il existe sur la moitié gauche du maxillaire inférieur, au niveau de la troisième molaire aujourd'hui absente, une lésion analogue. Elle s'ouvre largement au dehors à 6 millim. au-dessous de l'arcade alvéolaire. Sa profondeur est de 15 millim. et sa largeur à peu près d'égale dimension. Les parois sont criblées d'orifices qui livraient passage à des vaisseaux. La racine de la deuxième molaire plonge librement dans cette cavité.

3° Sur la moitié droite du maxillaire inférieur, à 6 millim. au-dessous de l'arcade alvéolaire et au niveau de la deuxième molaire, on voit un petit orifice large de 5 millim.. Ce pertuis communique avec une cavité beaucoup plus petite que les précédentes. Sur son pourtour l'os est criblé d'orifices qui ont donné passage à des vaisseaux et qui témoignent d'une vascularisation exagérée.

Quelle est la cause de ces trois lésions ? En raison de leur analogie de forme et de siège, on peut, je crois, leur reconnaître une commune origine et les regarder comme le résultat de kystes périostiques. Le peu de développement de la dernière tient à son état moins avancé.

4° Enfin la partie interne de l'arcade alvéolaire présente de petites exostoses à la hauteur du col des quatrième et cinquième molaires des deux côtés.

Les dents du sujet qui nous occupe sont très-serrées, très-gênées, et par suite mal implantées.

Plusieurs manquent, deux sont cariées et toutes les autres profondément usées.

Cette mauvaise dentition peut expliquer les lésions que je viens de décrire.

83. *Moitié gauche d'un maxillaire supérieur d'un dolmen de Roknia (Algérie).*
(Musée Broca. Vit. XXII).

On observe sur ce fragment deux lésions différentes :

1° Sur la canine une érosion d'origine syphilitique ou convulsive.

2° Au niveau d'une des racines antérieures de la troisième molaire, un orifice circulaire de 6 millimètres de diamètre faisant communiquer avec l'extérieur une cavité capable de recevoir un gros pois rond. Dans cette cavité l'on voit à nu une des racines de la dent. Les bords de l'ouverture sont lisses et recouverts d'une lame compacte.

Autour de la racine postérieure de cette même dent,

il s'est fait une résorption de l'arcade alvéolaire, qui a laissé à découvert la totalité de cette racine.

La dent au niveau de laquelle se trouvent ces lésions est profondément usée en biseau au dépens de sa face postérieure.

Quelle est la nature de ces altérations ?

La cavité est consécutive à un kyste périostique.

Quant à la résorption de l'arcade alvéolaire, est-elle une conséquence de cette loi physiologique qui veut que toute partie malade ou inutile disparaisse, ou bien faut-il l'expliquer par un retentissement de la deuxième lésion sur les parties voisines ?

84. *Crâne d'un gaulois du camp de Châlons (Marne).*
(Musée Broca, n° 8).

Sur la moitié gauche du maxillaire supérieur au niveau des incisives et de la canine, il existe une vaste perte de substance. C'est une cavité sphérique dont le diamètre n'a pas moins de 2 centimètres.

Le bord alvéolaire et les dents qui lui correspondaient, deux incisives et une canine ont disparu. La partie du plancher des fosses nasales sous laquelle se trouve la cavité a été repoussée en haut et en dedans, amincie et même perforée. Cette perforation irrégulièrement circulaire a 1 centimètre de diamètre environ.

Le fond de la cavité et les parties voisines sont criblées d'orifices. C'est la preuve d'une grande vascularisation qui a existé autrefois sur cet os.

On peut dire que cette lésion est due à un kyste de Magitot.

85. *Tête du Liby (Ardèche).*

(Musée Broca, n° 3).

Sur quelques dents de cette tête il existe une lésion remarquable, inconnue il y a quelques années, et dont se sont particulièrement occupés les Drs Parrot et Magitot, je veux parler de l'érosion dentaire.

Elle est caractérisée par des stries transversales uniques ou multiples correspondant chacune à un arrêt de développement.

M. Parrot attribues ces stries à la syphilis et M. Magitot y voit les traces indélébiles de convulsions survenues dans l'enfance.

De quel côté est la vérité? Je ne sais. Je signale seulement l'opinion des savants qui ont étudié la question.

Les dents de la tête du Liby qui portent ces marques sont :

Pour le maxillaire supérieur : la première molaire gauche, la première et la deuxième molaires droites.

Pour le maxillaire inférieur : la première et la quatrième molaires gauches, la première et la quatrième molaires droites.

Toutes les dents existent à la mâchoire inférieure, à l'exception d'une incisive gauche.

A la mâchoire supérieure il manque : les deux incisives la troisième et la quatrième molaires du côté droit et la quatrième molaire du côté gauche.

La deuxième molaire gauche est complètement détruite par la carie.

86. *Mâchoire supérieure d'un Gaulois de la Marne.*
(Musée Broca).

Puisque je viens de dire un mot des dents, qu'on me permette de signaler ici une anomalie dentaire.

La cinquième molaire gauche, au lieu de sortir dans une direction perpendiculaire à la voûte palatine, est sortie parallèlement à cette voûte. Elle se dirige de dedans en dehors et d'arrière en avant à 8 millimètres au-dessus du bord alvéolaire.

87. *Tête de l'allée couverte de Cheilly (Saône-et-Loire).*
(Muséum).

Sur la branche droite du maxillaire inférieur au-dessous de la cinquième molaire il existe une perforation elliptique qui intéresse toute l'épaisseur de l'os. Son aspect particulier ne permet pas de douter qu'elle est le résultat d'un travail pathologique. La face interne de l'os et le tissu spongieux sont plus atteints que la face antérieure, ce qui permet de croire que la lésion a débuté en arrière. Elle a poussé dans diverses directions de petits prolongements faciles à voir par la face postérieure.

Les dimensions de l'ouverture sont : sur la face antérieure 10 millimètres sur 5, sur la face opposée 13 millimètres sur 10.

Cette perte de substance est située trop au-dessous de la cinquième molaire pour être due à un kyste périostique. En effet, elle n'est distante que de 3 millimètres du bord inférieur de l'os.

Je ne puis l'attribuer qu'à un cancer de cette partie du maxillaire.

88. *Tête d'un tumulus de Bréry (Jura)*.
(Muséum).

Cette pièce porte deux lésions.

L'une d'elles siège au niveau des deux dernières molaires droites du maxillaire supérieur et sur la partie externe du bord alvéolaire. C'est une grosse exostose mamelonnée longue de 3 centimètres et haute de 7 millimètres. J'ai dit plus haut que l'origine de ces exostoses est inconnue.

L'autre lésion, bien plus curieuse, consiste en un petit disque osseux situé sur la face antérieure du condyle gauche de la mâchoire inférieure. Il est très-régulièrement circulaire et ne tient au condyle que par son bord dans une étendue de 5-6 millimètres. Tout le reste de sa circonférence est complètement dégagé. Il a un diamètre de 8 millimètres et une hauteur de 4. Ses faces sont horizontales. L'inférieure est plane et la supérieure concave. Celle-ci s'articule avec la branche transversale de l'apophyse zygomatique.

Cette exostose à forme si singulière ne devait probablement pas nuire au jeu de la mâchoire.

A quoi faut-il l'attribuer ? Est-elle consécutive à une ostéite par propagation ayant eu son point de départ dans l'articulation voisine malade ? Mais il ne reste aucune trace d'une arthrite de l'articulation temporo-maxillaire. Je laisse à de plus érudits le soin de trancher la question.

§ 2. — Lésions des membres.

Les lésions spontanées des diaphyses sont peu nombreuses. J'en ai rencontré seulement quelques cas. Mais l'intérêt qu'elles offrent compense leur rareté.

Les lésions des extrémités sont, au contraire, très-communes. Je les décrirai sous le titre de maladies des articulations. -

1 LÉSIONS DES DIAPHYSES.

On peut les ranger sous les diagnostics suivants :
Syphylis ;
Hyperostose ;
Exostose de nature douteuse.

89. *Fragment de tibia droit du dolmen de Léry (Eure).*
(Muséum).

Vers le milieu de la crête de ce tibia, il existe une hypertrophie considérable de la moitié antérieure de la diaphyse. Il en résulte que le bord antérieur présente une courbure très-marquée à convexité antérieure.

Cette hypertrophie a la forme d'un ovoïde très-allongé et sa surface est aussi lisse que le reste de l'os. Elle s'étend sur une hauteur de 85 millimètres. En cet endroit le tibia est épais de 24 millimètres.

Une section longitudinale pratiquée sur cette tumeur

montre qu'elle est entièrement formée de tissu compacte. Le canal médullaire a conservé ses dimensions normales.

Faut-il attribuer cette hypertrophie à un ulcère variqueux ou autre? Je ne le crois pas à cause de la surface polie de la tumeur.

J'aime mieux y voir une altération syphilitique de l'os. C'est d'ailleurs un des points où la syphilis porte de préférence ses ravages.

90. *Tibia gauche du dolmen de Maintenon (Eure-et-Loire).*

(Musée Broca)

Cet os porte des lésions multiples sur toute sa longueur.

Vers le milieu de la crête du tibia est une exostose nummulaire d'un diamètre de 3 centimètres environ et d'une épaisseur de 7 à 8 millimètres en son milieu. La surface presque lisse est criblée d'une multitude de petits trous. En dedans et en bas elle se détache du reste de l'os et en ce point offre un bord libre et tranchant. En dehors et en haut elle se confond au contraire avec le reste de la diaphyse.

Celle-ci est considérablement augmentée de volume dans ses deux tiers inférieurs, mais l'hypertrophie porte surtout en son milieu un peu au-dessus de l'exostose que j'ai décrite.

La crête de ce tibia est large et très-bombée. Les faces interne et externe sont également déformées. Elles sont criblées d'orifices témoins d'une vascularisation ancienne très-considérable.

Le bord interne porte dans sa moitié supérieure de nombreuses exostoses irrégulières ayant plusieurs centimètres de hauteur.

Le bord externe est en son milieu très-hypertrophié.

Un traumatisme posthume a fait disparaître les tubérosités interne et externe de l'os, mais au niveau de l'insertion des muscles de la patte d'oie il existe, sur une étendue égale à celle d'une pièce de cinq francs, des ostéophytes irrégulières et très-serrées.

A la partie supérieure de la face interne on remarque de semblables ostéophytes et aussi de nombreux orifices ayant donné passage à des vaisseaux.

Sur la malléole interne est une grosse exostose haute de 2 centimètres et large de 11 millimètres. Elle présente à sa base un grand nombre de petits trous.

On voit enfin des exostoses multiples et irrégulières au niveau de l'articulation péronéo-tibiale inférieure.

L'articulation tibio-tarsienne est intacte.

Pour déterminer la nature de cette lésion, j'ai pensé ne pouvoir mieux faire qu'en la comparant aux tibias malades du musée Dupuytren. J'y ai trouvé sous le n° 415 une pièce identique avec le diagnostic d'hyperostose. M. Houël dans son catalogue ajoute qu'il y avait probablement un ulcère au niveau de la tumeur que l'on remarque sur la crête de l'os.

A cette cause n'est-il pas venu se surajouter quelqu'élément scrofuleux, je n'ose pas dire syphilitique ?

91. *Humérus droit de la grotte néolithique du tertre Guérin, près Montereau (Seine-et-Marne).*

(Musée Broca)

Au niveau de l'empreinte deltoïdienne, on voit une exostose irrégulière haute de 15 millimètres et large d'un centimètre. Elle se dirige de haut en bas.

Sa direction contraire à celle du deltoïde et ses grandes dimensions, me permettent de voir là autre chose qu'une ossification du tendon de ce muscle. Mais quelle origine lui assigner ? Je crois qu'il est difficile de se prononcer. Peut-être rentre-t-elle dans la classe des exostoses dites exostoses de développement, liées au développement normal de l'os.

2° LÉSIONS DES ARTICULATIONS.

Ce sont toutes des arthrites, à l'exception d'une seule que je vais décrire immédiatement et dont le diagnostic est incertain.

92. *Fémur gauche de la nécropole du Liby (Ardèche).*
(Musée Broca)

Il existe sur la surface articulaire, à 12 millimètres au-dessous de la dépression où s'insère le ligament rond, une petite cavité semblable à celle que l'extrémité du doigt laisserait dans la cire molle. Elle a 12 millimètres de diamètre sur 3 millimètres de profondeur.

Peut-être est-elle due à un enchondrome qui aurait refoulé l'os. Je préfère cette hypothèse à celle d'un cancer ou d'un corps étranger articulaire fixé en ce point.

Un cancer, en effet, aurait détruit la lamelle de tissu compacte qui recouvre le fond de la cavité, et la fixation naturelle d'un corps étranger n'est pas chose très-commune.

93. *Fémur droit des terrains d'alluvion de Grenelle (Paris).*

(Muséum)

Sur toute la circonférence de la tête fémorale et sur la partie antérieure du col, il existe des ostéophytes volumineuses.

La surface articulaire présente elle-même dans sa partie supérieure une dépression longue de 3 centim. et large de 12 millim.. Elle est due probablement au refoulement de l'os par une production osseuse qui devait exister dans la cavité cotyloïde du bassin correspondant.

Ces lésions sont évidemment celles de la coxalgie.

94. *Fragment d'un bassin droit des terrains d'alluvion de Grenelle (Paris).*

(Muséum).

Cet os n'appartenait pas au même squelette que le précédent, car sa cavité cotyloïde n'est pas assez grande pour contenir la tête du fémur que je viens de décrire.

L'échancrure ischio-pubienne est comblée par une vaste production osseuse qui fait saillie à l'intérieur de la cavité. Elle a 36 millimètres de long sur 22 de large et 2 d'épaisseur.

Dans la cavité cotyloïde on remarque en haut et en arrière une autre exostose de forme circulaire. Elle a 16 millimètres de largeur et quelques millimètres seulement d'épaisseur.

Enfin, un peu en arrière de l'échancrure ilio-pubienne, le bourrelet cotyloïdien porte dans une étendue de 5 centimètres des ostéophytes mamelonnées très-nombreuses et des pertuis vasculaires multiples, témoins d'une vascularisation ancienne considérable.

A tous ces signes on reconnaît facilement une coxalgie.

95. *Cavité cotyloïde d'un fémur et tête fémorale correspondante du dolmen de Saint-Germain-en-Laye (Seine-et-Oise).*

(Musée Broca).

1° *Cavité cotyloïde.* — Le bourrelet cotyloïdien est considérablement augmenté d'épaisseur sur la moitié de son contour.

L'échancrure ischio-pubienne est comblée par des ostéophytes. La cavité cotyloïde est agrandie et rugueuse. Son arrière-fond n'existe plus ; tout est sur le même niveau.

2° *Tête fémorale.* — Sur sa moitié inférieure et interne elle est recouverte de volumineuses ostéophytes. Celles-ci s'avancent même sur une grande étendue du col fémoral.

Toutes ces lésions témoignent suffisamment d'une ancienne coxalgie.

96. — *Os coxal droit et extrémité supérieure du fémur correspondant du dolmen de Meudon (Seine).*

(Muséum).

1° *Os coxal.* — La cavité cotyloïde est agrandie par des ostéophytes qui se sont développées sur son pourtour. Le fond de cette cavité est dépoli et l'on ne voit plus l'arrière-fond où s'insère le ligament interarticulaire.

L'échancrure ischio-pubienne a disparu, comblée par

du tissu osseux de nouvelle formation. A ce niveau il existe entre la cavité cotyloïde et la face interne de l'os coxal une cavité profonde de 3 centim. et large de 2. Elle s'est formée aux dépens du tissu spongieux de l'os qui a été éliminé.

Enfin sur tout le pourtour de la cavité cotyloïde, dans un espace s'étendant jusqu'à 24 millim. du bourrelet cotyloïdien, on voit des pointes osseuses qui témoignent de l'étendue de la lésion.

2° *Extrémité supérieure du fémur.* — Sur la circonférence de la tête fémorale on voit de volumineuses ostéophytes qui lui donnent l'aspect d'un champignon et agrandissent considérablement la surface articulaire. Sur certains points cette surface est comme usée et le tissu spongieux s'y montre à découvert. Dans d'autres points, au contraire, il s'est formé d'épaisses lames de tissu compacte.

Le col du fémur lui-même est couvert de quelques ostéophytes volumineuses.

Ces lésions sont celles d'une coxalgie intense.

97. *Extrémité supérieure d'un fémur de la grotte du Pontil, près Saint-Pons (Hérault).*

(Muséum).

Sur une partie du pourtour de la surface articulaire de la tête fémorale, on voit des ostéophytes lisses et aplaties. Elles s'avancent sur le col et augmentent l'étendue de la surface articulaire.

Il faut, je crois, rapporter ces lésions à l'arthrite sèche.

98. *Extrémités inférieures de deux fémurs gauches d'une grotte de Bray-sur-Seine (Seine-et-Marne).*

(Musée Broca).

Sur le pourtour des surfaces articulaires de cet os, il existe des ostéophytes de même nature que les précédentes.

Sur ces os toutefois l'arthrite fut peu intense, car les désordres sont peu marqués.

99. *Fémurs gauche et droit d'un dolmen de l'arrondissement de Saint-Affrique (Aveyron).*

(Muséum).

Il m'est impossible de dire si ces deux fémurs ont appartenu au même individu.

1° *Fémur gauche.* — Il offre des lésions d'arthrite sèche. C'est, sur la partie supérieure et antérieure du col, une vaste production osseuse qui relie la tête fémorale au grand trochanter. Elle est lisse comme la surface articulaire avec laquelle elle se continue sans ligne de démarcation. Ses dimensions sont les suivantes : longueur, 3 centim., largeur, 24 millim., épaisseur, 7 millim.

2° *Fémur droit.* — Il présente une lésion analogue à celle du fémur gauche et dans le même endroit. Toutefois l'ostéophyte est moins volumineuse. On remarque en outre sur la demi-circonférence inférieure de la tête fémorale un léger bourrelet osseux qui agrandit un peu la surface articulaire.

100. *Fémur gauche du dolmen de Saint-Germain-en-Laye (Seine-et-Oise).*

(Musée Broca).

Sur les limites des surfaces articulaires des condyles, court une ligne saillante de plusieurs millimètres due probablement à une légère arthrite sèche.

101. *Fémur droit du même dolmen.*

Peut-être ce fémur a-t-il appartenu au même sujet que le précédent.

Il présente sur le pourtour des surfaces articulaires des condyles de nombreuses ostéophytes. Ces productions osseuses ont une hauteur moyenne de 5 millim., mais il en est deux dont les dimensions sont bien plus considérables.

L'une de ces dernières située en arrière, au-dessus du condyle interne mesure 25 millim. de largeur, 12 de hauteur et 6 d'épaisseur.

L'autre s'avance horizontalement d'avant en arrière sous forme de lame, entre les deux condyles. Elle tend à les réunir au niveau de l'espace intercondylien. Ce pont osseux a la forme d'un croissant et mesure 1 centim. de largeur.

Nature de ces lésions : arthrite sèche.

Sur le même fémur et au niveau du petit trochanter, il existe une ostéophyte haute de 13 millim. et large de 8. Sa surface est mamelonné.

Je crois qu'il faut attribuer cette pointe osseuse à l'ossification du tendon du psoas chez un homme très-robuste.

102. *Fémur d'Orrouy (Oise)*.

(Musée Broca).

Sur le pourtour des condyles on voit des ostéophytes
qui contribuent à agrandir les surfaces articulaires. La
plus considérable mesure 7 millim. de largeur.

Sur les surfaces elles-mêmes on voit de petites productions osseuses grosses comme une lentille.

On reconnaît là facilement les conséquences d'une arthrite sèche.

103. *Extrémité inférieure d'un fémur droit de Méloissy*
(Côte-d'Or).

(Musée Broca).

On remarque sur le pourtour des surfaces articulaires
des ostéophytes, traces évidentes d'une arthrite.

Les surfaces elles-mêmes sont intactes.

104. *Os coxal droit du dolmen de Saint-Germain-en-Laye*
(Seine-et-Oise).

(Musée Broca).

Au-dessus et en arrière du bourrelet cotyloïdien, on constate des ostéophytes mamelonnées longues de 17 millimètres
et larges de 11.

Nature de la lésion : arthrite sèche.

105. *Rotule gauche d'un dolmen de l'arrondissement de Saint-Affrique (Aveyron).*

(Muséum).

Les bords de la surface articulaire portent des ostéophytes irrégulières de dimensions variables. Elles ont en moyenne une hauteur de 6 à 7 millimètres.

La moitié interne de cette surface présente elle-même des productions osseuses qui la rendent rugueuse et dépolie.

Mais la lésion la plus intéressante se trouve sur la moitié externe. Elle consiste en une surface éburnée et brillante, marquée verticalement de stries multiples et parallèles. Cette surface mesure 18 millimètres de largeur sur autant de hauteur, et forme une sorte de gouttière dont le fond n'est plus sur le même plan que les parties voisines.

Il semble qu'elle ait été creusée et polie par un corps dur se déplaçant avec frottement de bas en haut. Les stries ont été faites par les parties saillantes de ce corps dépoli, qui pour moi, est une ostéophyte du condyle externe du fémur.

Tous ces signes indiquent une arthrite du genou.

106. *Extrémité supérieure d'un tibia gauche de Bray-sur-Seine (Seine-et-Marne).*

(Musée Broca).

Les surfaces articulaires supérieures présentent sur leurs limites des productions osseuses dues à une arthrite.

Elles-mêmes sont intactes.

107. *Astragale droite d'un dolmen de l'arrondissement de Saint-Affrique (Aveyron).*

(Muséum).

Les surfaces articulaires supérieure, interne et externe présentent les traces évidentes d'une arthrite de l'articulation tibio-tarsienne. Elles sont dépolies et de plus on voit sur leurs bords des ostéophytes irrégulières. L'une d'entre elles, située sur le bord antérieur de la surface externe, est plus volumineuse que les autres. Elle est haute de 2 cent. et large de 8.

108. *Clavicule droite de la caverne de l'Homme-Mort (Lozère).*

(Musée Broca).

L'extrémité sternale présente dans un point contigu à l'articulation une dépression longue de 17 millim., large de 11 et profonde de 4-5.

Le tissu spongieux est à nu dans la plus grande partie de cette cavité. On y voit seulement une lamelle de tissu compacte qui se continue avec le tissu compacte de la surface articulaire.

Cette lésion a dû coexister avec une lésion de l'articulation que je crois avoir été une tumeur blanche. L'arthrite aurait envahi les parties voisines et déterminé leur mortification.

109. *Deux omopl.tes de l'allée couverte de Meudon (Seine).*

(Muséum).

Ces deux omoplates ont probablement appartenu au

m ême sujet. Sur le pourtour des cavités glénoïdes est un bourrelet osseux irrégulier haut de cinq et épais de trois millimètres.

Nature de la lésion : Arthrite sèche probablement.

110. *Omoplate de l'allée couverte de Marly-le-Roy (Seine).*

(Muséum).

La surface de la cavité glénoïde est rugueuse. On voit de plus, sur son pourtour, des ostéophytes irrégulières, mamelonnées ou acuminées.

Nature de la lésion : Arthrite sèche.

111. *Fragment de tête humérale du dolmen de Saint-Germain-en-Laye (Seine-et-Oise).*

(Muséum).

Il est impossible, à cause du peu qui en reste, de savoir s'il a appartenu à un humérus droit ou à un humérus gauche.

Une vaste production osseuse à surface irrégulière recouvre cette tête humérale. Elle est large de deux centimètres et haute de deux millimètres. Une partie a disparu avec la surface articulaire qui la supportait.

Nature de la lésion : Arthrite sèche.

112. *Extrémité supérieure d'un humérus droit du même dolmen*

Sur le pourtour de la tête humérale il existe des lames osseuses pathologiques.

D'autres ostéophytes plus volumineuses se voient sur la petite tubérosité et au fond de la gouttière qui donne passage au tendon de la longue portion du biceps.

Nature de la lésion : Arthrite sèche.

113. *Cubitus gauche du dolmen de la Belle-Haie (Oise)*
(Muséum)

Les surfaces articulaires de l'extrémité supérieure sont agrandies par de nombreuses ostéophytes. Elles sont également un peu dépolies. De plus, les parties de l'os voisines de l'articulation sont criblées d'orifices, restes d'un travail inflammatoire ancien. Ce fait nous montre que les ligaments ont eux-mêmes été atteints par la maladie.

Ces lésions sont celles d'une arthrite qui s'est probablement étendue aux parties voisines de l'articulation.

114. *Radius gauche et droit du dolmen de Saint-Germain-en-Lage (Seine-et-Oise).*
(Musée Broca).

Sur le pourtour des surfaces articulaires inférieures on voit des petites ostéophytes dues à une arthrite peu intense.

§ 3. — Lésions du tronc.

Ces lésions sont peu nombreuses. Je les diviserai en lésions des côtes et en lésions des vertèbres.

1° Lésions des côtes.

Elles sont au nombre de deux seulement, encore leur diagnostic est-il incertain.

115. *Première côte droite d'un dolmen du Gard.*

(Muséum).

Vers le milieu de sa face supérieure, il existe une saillie osseuse considérable. Elle a 22 millimètres de longueur, 1 centimètre de largeur et 7 millimètres de hauteur.

La partie supérieure de cette exostose ressemble à une facette articulaire dépourvue de son cartilage de revêtement.

S'articulait-elle avec la clavicule ? Je le crois, mais pourquoi cette exostose et cette articulation ?

Je l'expliquerai de la façon suivante : pour une cause quelconque, l'exostose s'est développée, puis, arrivée au contact de la clavicule, au lieu de la repousser elle s'est articulée avec elle au moyen d'une pseudarthrose.

Je donne cette explication, à défaut de toute autre, bien qu'elle ne me satisfasse pas complètement.

116. *Fragment de côte gauche du tumulus du champ de la Combe à la Boiteuse (Côte-d'Or).*

Sur sa face externe et près de son angle, cette côte présente une dépression large de 2 centimètres, haute de 18 millimètres, c'est-à-dire autant que la côte elle-même, et profonde de 4 millimètres. Le fond est lisse et recouvert de tissu compacte.

Ne sachant à quelle cause certaine attribuer cette lésion, je la rapporte à une compression exercée sur la côte par une tumeur,

2° Lésion des vertèbres.

On peut les diviser en :
Déformations. Tumeur. Arthrites.

117. *Vertèbre lombaire du tumulus du bois de Pérouse,
près Avenay (Côte-d'Or).*

(Muséum).

Le corps de cette vertèbre a subi un double aplatissement et une déviation latérale.

Ainsi la face antérieure mesure à gauche 31 millim. de hauteur, tandis qu'à droite elle n'en mesure que 26.

De plus vers le milieu de la face postérieure le corps vertébral n'a que 22 millim. de haut, tandis que vers le milieu de la face antérieure il a 3 centim.

Enfin, il a subi un mouvement d'inclinaison latérale. Il s'est porté de gauche à droite, de sorte que la face supérieure du corps vertébral s'éloigne de l'apophyse articulaire supérieure gauche pour se rapprocher de l'apophyse articulaire supérieure droite.

Les caractères de ces lésions nous permettent de dire que le sujet qui les portait était atteint à la fois de scoliose et de lordose.

118. *Quatre vertèbres d'un Gaulois du camp de
Châlons (Marne).*

(Musée Broca).

Deux de ces vertèbres sont cervicales et deux autres dorsales.

Les premiéres sont soudées dans toute leur étendue excepté au niveau de leur corps.

Des deux autres il ne reste que les corps. Ils sont soudés dans leur moitié postérieure et au niveau de leur bord seulement.

Telles sont les lésions qui ont engagé le donateur de ces os à dire que le sujet à qui ils ont appartenu était bossu. De plus il les regarde comme des os de femme.

Ce diagnostic du sexe et de la gibbosité est bien risqué.

On sait que ces phénomènes de soudure se rencontrent dans la scoliose, mais combien ils diffèrent des désordres qui entrainent la gibbosité.

Ce fait se voit aussi très-souvent sur les squelettes de. vieillards.

On peut donc admettre l'existence d'une scoliose ancienne, mais il faut absolument rejeter le diagnostic de gibbosité.

119. *Vertèbre lombaire de la sépulture néolithique de Brézé (Maine-et-Loire).*

(Muséum).

Sur la face supérieure du corps de cette vertèbre, il existe une dépression infundibuliforme qui a 17 millimètres d'ouverture et 1 centimètre de profondeur. Le fond de cette cavité est irrégulier.

Sur la face inférieure et dans un point diamétralement opposé à cette première dépression, il en existe une autre moins profonde et à fond moins rugueux.

Ces deux cavités marchant à la rencontre l'une de l'autre n'auraient pas tardé à se rejoindre et à transpercer l'os complètement.

On peut faire trois hypothèses pour expliquer ces désordres : celles de cancers, d'enchondromes ou de tubercules.

120. *Vertèbre dorsale du dolmen de Saint-Germain-en-Laye (Seine-et-Oise)*.

(Musée Broca).

Des ostéophytes relient entre elles les deux apophyses articulaires supérieures et les deux inférieures du même côté.

Doit-on voir là le résultat d'une arthrite sèche ou un fait de sénilité?

121. *Trois atlas de la grotte néolithique du tertre Guérin, près Montereau (Seine-et-Marne)*.

(Musée Broca).

La surface articulaire de l'arc antérieur est sur ces trois vertèbres considérablement agrandie, par suite de la formation d'ostéophytes sur son pourtour. Vers la partie supérieure elles sont plus développées que dans les autres points.

La plus grande de ces surfaces articulaires mesure de haut en bas 18 millim. et transversalement 2 centim.. Les dimensions normales sont 1 centim. dans tous les sens.

Quoique agrandies elles ne sont pas rugueuses, ce qui prouve que le mouvement n'était pas aboli. Peut-être était-il seulement entravé. Je crois qu'il faut, malgré ce siège insolite, attribuer ces lésions à de l'arthrite sèche.

CONCLUSIONS

De ce long exposé nous pouvons tirer des renseignements précieux sur les mœurs de l'homme préhistorique, sur certaines opérations chirurgicales qu'il pratiquait et enfin sur quelques affections dont il était fréquemment atteint.

1° *Mœurs.* — J'ai signalé plus haut cinq métatarsiens percés de trous destinés à les suspendre, une omoplate sculptée en forme d'oiseau et un péroné entaillé par un couteau en silex. Ces faits ajoutés à ceux qui ont été publiés par différents auteurs prouvent suffisamment que l'homme préhistorique avait des mœurs barbares et qu'il était anthropophage. Il n'y a rien là de bien extraordinaire, car l'anthropophagie n'est pas rare chez les peuples primitifs.

De plus, les nombreuses blessures que porte son squelette démontrent éloquemment que la guerre était une de ses occupations habituelles. Piller et conquérir telle a été et telle est encore la vie des peuples sauvages.

Fait digne de remarque, ces blessures siègent presque toujours sur l'extrémité céphalique. J'en ai rencontré plus de quarante de formes et de dimensions variables. Ce sont des coups de pierre, de massue, de hache, de flèche, d'épée, etc. Cette particularité ne doit pas nous étonner, car la tête n'est-elle pas l'objectif habituel de ceux qui combattent?

On chercherait en vain sur les crânes actuels des lésions

aussi nombreuses. C'est que la pathologie se modifie avec les âges et avec les mœurs.

Combien de maladies qui existaient autrefois, sont entrées pour nous dans le domaine de l'histoire! D'autres, au contraire, deviennent de plus en plus fréquentes.

Qui parle aujourd'hui, si ce n'est pour mémoire, de ces terribles fléaux dont les historiens nous ont laissé de si émouvants récits! Égine, Florence, Marseille, sont désormais à l'abri de la peste. Le scorbut qui, autrefois, décimait les flottes, devient de moins en moins fréquent. L'hygiène tend chaque jour à faire disparaître ces maladies des lieux où jadis elles régnaient en maîtresses.

La syphilis, au contraire, relativement rare dans les temps anciens, est devenue un mal commun, depuis que la vapeur a rendu le mélange des peuples si facile. Beaucoup de tribus de l'Océanie, encore exemptes de cette maladie au commencement du siècle, sont aujourd'hui atteintes par la vérole.

Disons enfin que l'aspect et la forme des blessures par armes de guerre varient comme ces armes elles-mêmes.

Les lésions préhistoriques ne ressemblent pas aux lésions actuelles. Bientôt nous verrons les caractères de celles-ci se modifier complètement. En effet, les combats à l'arme blanche deviennent de plus en plus rares, et avec eux disparaissent les blessures par instruments tranchants, tels que haches et épées.

2° *Chirurgie préhistorique.* — Une curieuse opération pratiquée par l'homme primitif est assurément la trépanation. J'ai dit plus haut avec quelle habileté il se servait pour perforer le crâne d'un simple grattoir en silex. Ce fait si extraordinaire est bien digne de fixer l'attention.

Mais là ne se bornait pas son savoir chirurgical. Il réduisait encore et maintenait les fractures avec une trèsgrande perfection. Parmi celles que j'ai rencontrées, il en est quelques-unes qui ont pu se consolider sans appareil, comme les fractures de côtes et celles de l'extrémité inférieure du radius, mais il en est d'autres dont la consolidation n'a pu se faire sans l'intervention d'un habile rebouteur.

Sur les 18 cas de fractures que j'ai trouvées, il n'y a que trois mauvais résultats. Un quatrième laisse un peu à désirer. Parmi les cas défectueux il faut remarquer une fracture du corps du fémur. La consolidation s'est faite dans de mauvaises conditions, mais il n'y a rien là d'extraordinaire, car chacun sait combien les fractures du fémur sont difficiles à guérir. Malgré les immenses progrès de la chirurgie et la multiplicité des instruments, les chirurgiens actuels ont encore beaucoup de mal à obtenir en pareil cas un heureux résultat.

Je vais résumer ici tous les cas de fractures décrits plus haut.

Quatre fractures de l'extrémité inférieure du radius (bons résultats) ;

Une fracture du même os à la partie supérieure du tiers moyen de la diaphyse (mauvais résultat) ;

Une fracture du cubitus au niveau du tiers moyen de la diaphyse (bon résultat) ;

Une fracture de l'humérus au tiers inférieur de la diaphyse (bon résultat) ;

Une fracture de l'humérus au dessous du col chirurgical (résultat bon, mais laissant à désirer) ;

Une fracture de la clavicule (bon résultat) ;

Une fracture du corps du fémur (mauvais résultat) ;

Une fracture intra-capsulaire du col du fémur (bon résultat) ;

Une fracture du tibia au-dessus de la malléole (bon résultat, malgré une suppuration probable) ;

Une fracture du péroné dans son tiers supérieur (consolidation satisfaisante, mais soudure et hypertrophie des deux os de la jambe) ;

Cinq fractures de côtes (bons résultats).

Si nous ajoutons à ces cas heureux deux fractures de clavicules trouvées par M. Nicaise dans un puits funéraire à Tour-sur-Marne, et très bien consolidées, nous en conclurons que l'homme préhistorique savait réduire les fractures et appliquer des appareils contentifs avec une grande perfection.

3° *De quelques maladies*. — L'arthrite est une des affections dont on rencontre fréquemment les traces sur les os préhistoriques. J'en ai trouvé plus de trente cas, parmi lesquels quatre coxalgies. Quoi de surprenant en cela ! L'homme de la pierre n'a-t-il pas vécu longtemps à côté du renne et du mammouth par une température glaciale. Ses vêtements insuffisants et ses habitations malsaines l'exposaient à ce genre de maladies. Les animaux qui vivaient à la même époque n'étaient pas plus heureux que lui. En effet, Mayer de Bonn a remarqué que l'ursus spelœus était fréquemment atteint d'arthrite.

Les affections des mâchoires sont aussi très-communes

chez l'homme primitif. Les kystes périostiques ou de Magitot et les exostoses n'y sont pas rares. On peut s'en convaincre par les cas nombreux que j'ai signalés plus haut.

Les huit dents que j'ai trouvées marquées d'érosions prouvent-elles qu'il avait la syphilis ? M. Parrot répondrait par l'affirmative. M. Magitot en conclura, au contraire, qu'il avait des convulsions.

Je n'ai d'autre preuve de la syphilis préhistorique que l'hyperostose du tibia de Léry. S'il est bien prouvé que ce tibia est syphilitique, et c'est mon opinion, la syphilis préhistorique n'est plus douteuse. Mais il faut ajouter qu'elle est rare.

Les autres lésions intéressantes que j'ai rencontrées sur les os préhistoriques sont les suivantes :

Une altération du crâne consécutive à une ulcération du cuir chevelu ;

Une scoliose bien manifeste ;

Plusieurs observations d'hyperostose du crâne ;

Un cas d'hyperostose du tibia consécutive à un ulcère ;

Une carie du rocher ;

Une atrophie du crâne ;

Une singulière exostose du condyle de la mâchoire ;

Un cancer du maxillaire inférieur.

Puissent les résultats auxquels je suis arrivé convaincre ceux qui s'occupent d'anthropologie de la valeur des os fossiles, et les engager à recueillir avec soin ces précieux restes quel que soit leur état de conservation.

Imp. A. DERENNE, Mayenne. — Paris, boulevard Saint-Michel, 52.

Imp. A. DERENNE, Mayenne. — Paris, boulev. Saint-Michel, 52.

www.ingramcontent.com/pod-product-compliance
Ingram Content Group UK Ltd.
Pitfield, Milton Keynes, MK11 3LW, UK
UKHW020001100726
13658UKWH00002B/756